临床诊疗指南

内分泌及代谢性疾病分册

中华医学会　编著

人民卫生出版社

图书在版编目(CIP)数据

临床诊疗指南·内分泌及代谢性疾病分册/中华医学会编著.—北京:人民卫生出版社,2005.6

ISBN 978-7-117-06778-2

Ⅰ.临… Ⅱ.中… Ⅲ.①临床医学-指南②内分泌病-诊疗-指南③代谢病-诊疗-指南 Ⅳ.R4-62

中国版本图书馆CIP数据核字(2005)第053381号

策划编辑 杜 贤 姚 冰 周春桃 刘 盛
责任编辑 卢 媛
封面设计 郭 淼
版式设计 何美玲
责任校对 杨丽琴

临 床 诊 疗 指 南
内分泌及代谢性疾病分册

编　　著:中华医学会
出版发行:人民卫生出版社(中继线 010-59780011)
地　　址:北京市朝阳区潘家园南里19号
邮　　编:100021
E - mail:pmph @ pmph.com
购书热线:010-89787592 010-59787584 010-65264830
印　　刷:中煤(北京)印务有限公司
经　　销:新华书店
开　　本:787×1092 1/16 **印张:**7.25
字　　数:117千字
版　　次:2005年6月第1版 2024年5月第1版第19次印刷
标准书号:ISBN 978-7-117-06778-2/R·6779
定　　价:15.00元
打击盗版举报电话:010-59787491 E-mail:WQ @ pmph.com
(凡属印装质量问题请与本社市场营销中心联系退换)

内容提要

本书系中华医学会委托内分泌学分会组织全国部分内分泌学专家编写、审定的内分泌代谢性疾病临床诊疗指南。全书共32章，分别介绍了垂体、甲状腺、肾上腺、性腺等内分泌系统主要疾病，以及主要代谢性疾病的临床诊治要点和区别。本书可供内科、内分泌科医师诊治相关疾病时作为依据和参考。

序

在卫生部的领导和财政部的支持下，由中华医学会、中华口腔医学会、中华护理学会组织50多个专科分会的近千名医学专家编写的《临床诊疗指南》问世了。作为一名卫生管理工作者和医务工作者，我感到由衷的高兴，并热烈祝贺我国《临床诊疗指南》的出版。

随着医学科学技术的飞速发展和人民群众对医疗卫生工作要求的不断提高，无论是卫生管理部门还是广大临床医务人员，都希望能有一部全国权威性的学术著作，指导和规范临床医务工作者的诊断，治疗和护理行为，使各级医疗机构的医务人员在日常医疗、护理工作中有章可循。《临床诊疗指南》第一版的出版，是我国临床医学发展史上的重要里程碑。

中华医学会人才荟萃，汇集了我国卫生界的医学专家和学术权威。多年来，中华医学会在开展学术交流、引导和推动学术发展、培养医学人才方面发挥了积极而重要的作用。由中华医学会牵头组织的数千名来自全国各地的专家中有老一辈的医学专家，有担当医疗、教学、科研重任的医学骨干，也有近年来崭露头角的后起之秀。他们集中了我国医学界老、中、青医务人员的智慧，汇集了广大临床医学工作者的宝贵经验。专家们的广泛参与和认真讨论，保证了《临床诊疗指南》的代表性和可操作性。《临床诊疗指南》的编写，可谓是一项浩大的工程。借此机会，我代表卫生部对中华医学会、中华口腔医学会、中华护理学会以及各位专家为编写《临床诊疗指南》付出的心血和努力表示衷心的感谢！

《临床诊疗指南》的出版必将极大地推进我国医疗工作科学化、规范化、法制化的进程。卫生部要求我国广大医务工作者在临床实践中认真学习、领会、应用《指南》，为人民群众提供更高质量的临床医疗服务。

《临床诊疗指南》作为洋洋数千万字的医学巨著，第一版的问世难免存在不足之处。希望广大医务人员和医疗卫生管理工作者在医疗服务的实践过程中，及时向中华医学会、中华口腔医学会和中华护理学会反映《指南》中存在的不足。随着医学科学技术的发展，我们将对《指南》不断修订再版，使其日臻完善。

2004年9月

序

在国家卫生部的重视和领导下，中华医学会组织编写的《临床诊疗指南》出版了。这是继《临床技术操作规范》出版后，我国医疗卫生管理界的又一项开创性的出版工程。这部旨在指导全国广大医务工作者临床诊疗行为的巨著的成功出版，是全国军地医疗卫生界数千名专家教授精诚合作的成果。我谨代表全军广大卫生人员，向为本书编写和出版工作付出辛勤劳动的军地医学专家、中华医学会和人民卫生出版社，致以崇高的敬意和衷心的感谢！

出版与《临床技术操作规范》相配套的《临床诊疗指南》，是加强军队医院科学化管理、保证正常医疗秩序、提高医疗工作质量的前提。随着我国社会主义市场经济的迅猛发展，信息技术、生物技术和其他高新技术在各领域的广泛应用，临床诊疗新理论、新技术、新方法不断涌现，医学学科之间、医学学科与人文社会学科之间也广泛相互渗透、影响，形成了一大批引人注目的医学新学科。同时，人口的老龄化、疾病谱的变化、全民卫生保健意识的不断增强，对广大医务工作者的临床诊疗技术和执业能力提出了更高的要求。学习新理论，掌握新技术，不断提高诊治水平，是军地广大医务人员所面临的共同任务，更是提高我国医疗事业整体水平的紧迫需要。

中华医学会组织编写的这部《临床诊疗指南》，全面、系统地介绍了医学科学的最新进展，既有科学可靠的临床诊断标准，又有优化先进的临床治疗方案，充分体现了科学性、先进性、权威性的有机统一，这部巨著的出版，对于加强军队医院科学化管理，保证正常医疗秩序，提高医疗工作质量，确保医疗安全，都具有重要的指导意义。我希望，军队各级医疗机构以及全体医疗工作者，在严格执行《临床技术操作规范》的同时，重视抓好《临床诊疗指南》的学习和使用。以一流的业务技术，一流的医疗质量，一流的服务水平，为广大患者提供更优质的服务，为繁荣我国军地卫生事业，不断做出更大的贡献。

总后卫生部部长

2004年10月

前　言

《临床诊疗指南》是由国家财政部支持、卫生部领导、中华医学会组织编写的指导全国临床医务人员诊断治疗行为的第一部医学学术巨著。

现代临床医疗工作随着信息技术、生物技术和其他高新技术的发展和应用，临床新技术不断涌现，各相关学科的专业分化和交叉更加明显，对疾病的预防、诊断、治疗和转归、康复的认识更加深入，推动着临床医疗事业日新月异的向前发展。尤其是近年发展起来的循证医学采用信息技术，经过大样本的分析研究，在取得充分可靠证据的基础上，提出科学可靠的诊疗方案，实现优化的临床诊断治疗。人类疾病纷繁复杂，病人的病情千变万化，探求疾病预防、诊断、治疗、转归、康复的规律，是对广大医务人员的挑战，更是面临着新的发展机遇。

随着我国社会主义市场经济和社会事业的协调发展，人民生活水平的不断提高，对医疗服务的质量和水平提出了愈来愈高的要求。医务人员必须具备全面的医学理论知识、熟练的医疗技术操作能力、丰富的临床实践经验和良好的医德；要不断更新知识和技术，提高临床诊断治疗水平才能胜任临床医疗工作；要在医疗过程中对每一个病人进行连续、严密的观察，及时准确地做出分析、判断和处理，提供规范化服务。

为了满足广大医务人员学习提高业务水平的需要，对医务人员临床诊断、治疗工作进行具体的指导，使诊疗行为有章可循、有据可依，以有利于提高医务人员的综合素质，提高医疗服务的质量，有利于加强医疗工作的管理，有利于提高人民群众的健康水平，制定符合我国国情的临床诊断治疗指南，成为我国医疗事业发展过程中的一件大事。正是基于这样的考虑，在国家财政部的支持下，卫生部委托中华医学会组织专家编写了《临床诊疗指南》。

自2001年开始，《临床诊疗指南》在卫生部的领导下，中华医学会牵头组织了中华口腔医学会和临床专业密切相关的56个专科分会，由数千名专家教授历经4年编写而成。《临床诊疗指南》内容丰富翔实，具有科学性、权威性、先进性、指导性的鲜明特点，供全国各级医疗机构及其医疗专业人员在临床医疗工作中参照使用。大家在实践中如发现有什么问题或意见和建议，希望能及时反馈给中华医学会，以便再版时进行修订。

《临床诊疗指南》按学科以分册的形式将陆续出版发行。

中华医学会
2004年9月

临床诊疗指南

领导小组名单

组　长　王陇德

副组长　朱庆生　佘　靖　黄洁夫　马晓伟　白书忠　傅　征　宗淑杰

成　员　杨　镜　曹泽毅　刘海林　肖梓仁　胡亚美　郭应禄　王忠诚　王澍寰　汤钊猷　巴德年　吴孟超　吴咸中　陈可冀　陆道培　史轶蘩　朱晓东　顾玉东　韩济生　陈洪铎　高润霖　王正国　庄　辉　张震康　吴明江　王海燕　李超林　钟南山　刘彤华　王春生　赵书贵

领导小组办公室

主　任　王　羽　赵书贵

副主任　张宗久　佟维训　赵明钢

临床诊疗指南

编辑委员会名单

临床诊疗指南·内分泌及代谢性疾病分册

编 写 说 明

为了规范全国各级医疗机构医务人员的诊疗行为，提高医疗质量，促进医疗卫生事业的发展，切实保障我国广大人民群众的健康，卫生部医政司委托中华医学会组织专家编写此《临床诊疗指南》丛书，《内分泌及代谢性疾病临床诊疗指南》即为其一部分（以下简称《指南》）。卫生部和中华医学会的领导十分重视《指南》的编写工作，组织了多次专家座谈会，中华医学会内分泌学分会在接受此任务后也召开了两次常委会，大家一致认为本书的编写对规范和提高全国内分泌及代谢病的诊治水平有着十分重要的意义。为此决定，全书由全体常委按其专业特长分工负责编写。按全国专家座谈会的意见，全国的《指南》应是指导性的、高度概括的，以便于操作。

在此《指南》编写过错中，虽然全力做到既体现全国的医疗技术水平，又顾及地方各级机构不同基础的现状，但因时间紧，大部分专家又缺乏编写这类指导性专著的经验，故可能还存在不少问题，希望各级医疗机构和广大医务人员在施行中认真总结经验，提出意见，待再版时改进，使之逐步完善。

罗 敏

2005 年 1 月

临床诊疗指南·内分泌及代谢性疾病分册

编著者名单

主　编　罗　敏（上海第二医科大学附属瑞金医院、上海市内分泌代谢病研究所）

副主编　高　妍（北京大学第一医院内分泌科）
滕卫平（中国医科大学第一临床学院）
曾正陪（北京协和医院内分泌科）

主　审　罗　敏（上海第二医科大学附属瑞金医院、上海市内分泌代谢病研究所）

编　委（以姓氏笔画为序）

张俊清	教授	北京大学第一医院内分泌科
李江源	教授	解放军总医院内分泌科
李秀钧	教授	四川大学华西医院内分泌科
杨明功	教授	安徽医科大学第一附属医院内分泌科
邱明才	教授	天津医科大学总医院内分泌科
陆召麟	教授	北京协和医院内分泌科
罗　敏	教授	上海第二医科大学附属瑞金医院、上海市内分泌代谢病研究所
高　妍	教授	北京大学第一医院内分泌科
高　鑫	教授	上海市中山医院内分泌科
曾正陪	教授	北京协和医院内分泌科
程　桦	教授	广州中山大学附属第二医院内分泌科
滕卫平	教授	中国医科大学第一临床学院

目　录

第一章　下丘脑综合征

【概述】

下丘脑综合征系由基因缺陷、肿瘤、肉芽肿、结核及药物等病因使下丘脑的结构及功能受损，而引起神经、内分泌、体温调节等方面出现功能障碍的临床综合征。

【临床表现】

(一) 内分泌功能障碍

依据下丘脑全部或部分结构损害，可致不同程度、不同范围的功能障碍。如全下丘脑损害可因全部下丘脑释放激素缺乏而致全腺垂体功能减退，出现生长发育障碍(青春期前得病者)，以及性腺、甲状腺和肾上腺皮质功能减退的相关临床表现。孤立的生长激素释放激素(GRH)分泌过多导致巨人症(青春期前得病者)或肢端肥大症，GRH 分泌减少出现生长激素缺乏性侏儒症。泌乳素释放因子或抑制因子分泌失常可致闭经-溢乳综合征。促性腺激素释放激素(GnRH)分泌过多可引起性早熟；分泌过少可致女性中枢性闭经，两性性腺发育不全。促肾上腺皮质激素释放激素(CRH)分泌过多可致皮质醇增多症，促甲状腺激素释放激素(TRH)分泌过少可致甲状腺功能减退，下丘脑视上核及室旁核或视上核-垂体束损害可致中枢性尿崩症。

(二) 神经系统表现

下丘脑病变如为局限性，可出现损害部位相关功能的临床表现。

1. 嗜睡和失眠　下丘脑后部病变，大多数患者可表现为嗜睡，其类型有：①发作性睡眠，较常见，患者可随时睡眠发作，持续数分钟至数小时；②深睡眠症，发作时可持续睡眠数天至数周，但睡眠发作期常可被唤醒，但易再度入睡；③发作性睡眠强食症，患者不可控制地出现发作性睡眠，每次睡眠持续数小时至数天，醒后暴饮暴食，多伴有肥胖。

2. 多食肥胖或顽固性厌食消瘦　病变累及下丘脑腹内侧核或结节附近(即饱食中枢)时，患者可因多食而肥胖，常伴肥胖生殖无能综合征。累及腹外侧核(即摄食中枢)时，有厌食、体重下降、皮肤萎缩、毛发脱落、肌肉软弱、畏寒、心动过缓、基础代谢率降低等。

(三) 发热或体温过低

病变累及下丘脑前部或后部时，可出现体温调节障碍，如：

1. 低热　体温一般在37.5℃左右；

2. 体温过低　体温可低至36℃以下；

3. 高热　可呈弛张型或不规则型，一天内体温可多变，但高热时四肢冷凉而躯干温热，对一般退热药无效。

(四) 性腺功能障碍

可能因下丘脑垂体纤维受损，影响垂体促性腺激素释放，或因下丘脑脊髓纤维受损，影响脊髓各中枢活动所致。可表现为性欲减退、月经失调、闭经不育、阳痿及性发育延迟等。

(五) 精神障碍

当病变累及下丘脑后腹下核及视前区时，常可有精神症状，表现为过度兴奋、哭笑无常、定向力障碍、幻觉及易怒等。

(六) 其他

常见头痛，亦可出现多汗或汗闭、手足发绀、括约肌功能障碍及下丘脑性癫痫。当腹内侧部视交叉受损时，可伴有视力减退、视野缺损或偏盲。可出现血压波动大，瞳孔散大、缩小或两侧不等大。病变累及下丘脑前方及下行至延髓自主神经纤维时，可引起胃和十二指肠溃疡等表现。

【诊断要点】

由于病因众多，损害部位的大小、程度不同，故临床表现错综复杂，有时诊断不易。应详问病史，联系下丘脑结构与功能的关系，结合相关检查结果，综合分析后作诊断。

1. 具有各种下丘脑损害的病史。

2. 有上述内分泌功能障碍的临床表现、体征和实验室证据。

3. 各种影像学及其他检查，如头颅X线平片、蝶鞍薄层扫描、头颅CT或MRI。可示蝶鞍扩大、鞍背、后床突吸收或破坏、鞍区病理性钙化等颅内病变和性质。

最后要与原发于垂体、靶腺的疾病相鉴别。

【治疗方法及原则】

肿瘤所致者，可采用手术切除、放疗或化疗。感染所致者，应选用适当、敏感的抗生素控制感染。由某些药物引起者，则应立即停用该药物。对中枢性尿崩症的治疗见相关章节。有各类内分泌功能减退者，应依据临床表现、激素水平予以合适的激素替代治疗。有溢乳-闭经综合征者，可用溴隐亭2.5～7.5mg/d等治疗。

（罗　敏）

第二章　垂体前叶功能减退症

【概述】

因产后大出血引起垂体坏死，下丘脑、垂体前叶肿瘤、外伤、手术、血管病变、感染或自身免疫性垂体炎破坏垂体分泌细胞，引起部分或完全性垂体促激素分泌减少及继发性性腺、甲状腺、肾上腺皮质功能不足等表现。

【临床表现】

常先出现性腺功能减退症候群，继而有甲状腺功能减退症候群，最后出现肾上腺皮质功能减退症候群。与原发性肾上腺皮质功能减退症不同的是皮肤色素减退。以上各症候群可单独或同时存在(取决于垂体破坏的程度和范围)。如因肿瘤引起者可存在肿瘤压迫相关体征，如视力、视野的改变。多种诱因可诱发此类患者发生垂体前叶功能减退危象。存在垂体前叶激素和相应靶腺激素水平降低和相应的代谢紊乱证据。

【诊断要点】

(一) 临床特征

1. 存在多个内分泌靶腺功能减退症候群，各症候群可单独或同时存在(取决于垂体破坏的程度与范围)。

(1)FSH、LH 和 PRL 分泌不足症候群：产后无乳、乳腺萎缩、闭经不育，为本症最先出现的特征。毛发常脱落。男性伴阳痿，性欲减退或消失，女性生殖器萎缩，男性睾丸松软缩小。

(2)TSH 分泌不足症候群：如同原发性甲减的临床表现，但一般较轻，血清 TSH 水平降低为其主要鉴别点。

(3)ACTH 分泌不足症候群：如同原发性肾上腺皮质功能减退者，常有乏力、厌食、体重减轻，但肤色变浅，血清 ACTH 水平正常或降低为其鉴别点。

2. 询问与病因有关的病史，注意相关体征，如垂体瘤所引起，常有视力、视野的改变。

3. 此类患者可因感染、外伤、手术、过多饮水、营养不良、镇静剂或胰岛素、寒冷、呕吐、腹泻等诱发危象，可分为低血糖型、循环衰竭型、低温型、水中毒型。

(二) 检查

1. 血常规、血电解质、血糖测定。

2. 垂体前叶激素及靶腺测定。

3. 必要时可进行垂体前叶储备功能测试，如刺激生长激素(GH)、泌乳素(PRL)、胰岛素低血糖试验(有一定危险性，需仔细监测血糖)、黄体生成素释放激素(LHRH)兴奋试验、TRH 兴奋试验。

4. 疑有占位病变者，可作眼底检查、视野检查、头颅正、侧位片、CT、磁共振检查。

【治疗方案及原则】

(一) 靶腺激素替代治疗

1. 肾上腺皮质激素　醋酸可的松 25～37.5mg/d 或氢化可的松 20～30mg/d 或泼尼松 5～7.5mg/d，每日早晨 8 时口服全日量的 2/3，下午 2 时服余 1/3。可根据病情轻重或有无应激因素作剂量调整。

2. 甲状腺激素　甲状腺干制剂 10～20mg/d 或左旋甲状腺素 25μg/d 开始，以后每 1～2 周增加剂量，老年或伴心功能欠佳患者剂量的增幅应更小，间期应更长，直到血清甲状腺激素和 TSH 水平逐渐恢复至正常水平，并以此为维持量长期补充。若同时有肾上腺皮质功能不全者，宜先补充糖皮质激素。

3. 性腺激素　育龄女性病人可采用人工周期给予雌激素和孕激素替代治疗。

对需要生育的女性病人可用促排卵药物，如克罗米芬，50mg/d，月经周期第 5 日起口服，连续 5d。男性病人可应用 GnRH、促性腺激素(HMG 或 HCG)及联合睾酮治疗。

(二) 危象抢救

50％葡萄糖液 40～60ml 快速静注，继以 5％葡萄糖生理盐水静脉滴注，氢化可的松 300～400mg/d，5～7d 内减为维持量。必要时补充左旋甲状腺素、血管活性药物等。低血容量者可补充血浆、白蛋白或全血。给氧，保温，抗感染。禁用或慎用吗啡等麻醉剂、巴比妥安眠药、氯丙嗪等中枢神经抑制剂及各种降血糖药物，以防止诱发昏迷。

(高　鑫)

第三章　生长激素缺乏性侏儒症

【概述】

由于先天性基因缺陷和突变（遗传性），脑、垂体发育畸形（先天器质性），颅内肿瘤、感染、肉芽肿、放疗（获得性）或原因不明（特发性）等引起垂体生长激素（GH）不足或缺乏，导致生长、发育障碍、身材矮小等。

【临床表现】

（一）身材矮小

一般认为其身高与同地区、同性别、同年龄正常儿童身高均值相比低 2 个标准差（SD）以上者，或生长速度低于同性别、同年龄正常儿童第三百分位数者，但肢体匀称，即上身与下身比例正常。

（二）生长速度缓慢

为 GH 缺乏症的重要特征。一般认为，生长速度在 3 岁以下时低于 7 厘米/年、3 岁至青春期小于 4～5 厘米/年、青春期间小于 5.5～6.0 厘米/年者为生长缓慢。

（三）营养状况

除伴宫内发育不良者可有营养不良、消瘦外，一般本症患者的体重等于或大于同身高儿童，腹脂堆积，可呈轻度向心性肥胖，皮褶厚度可在正常上限范围内。面容幼稚，常呈圆形（娃娃面容），面中线发育不全，男孩常呈外生殖器发育不良，睾丸、阴茎皆小，易发生低血糖。患儿智力正常，出、换牙、骨龄及青春发育均延迟。

【实验室检查】

（一）血 GH 轴激素水平测定

本症患者血 GH 的基础值和空腹值很低或测不出，但因正常垂体 GH 分泌呈昼夜节律的脉冲式释放和普通放免测定法（RIA）的正常值范围与本症患者的低值相重叠，故单次测定血 GH 值无诊断价值。夜间 GH 谱及 24 小时尿 GH 排量，理论上能反映 GH 总的分泌水平，但临床应用表明重复性欠佳。血生长介素（SM）或称胰岛素样生长因子-1（IGF-1）水平能反映 GH 的分泌水平，其血中水平随增龄而升高，于青春发育中期（女孩 11～12 岁、男孩 13～14 岁）达高峰，以后逐渐下降至成人水平，女性略高于男性，垂体 GH 分泌功能低下时，血

IGF-1 水平也随之下降。一般认为 1～8 岁儿童血清 IGF-1 浓度小于 0.15IU/L、9～17 岁小于 0.45IU/L 者，应高度疑及本症，应作进一步检查。

(二) GH 兴奋试验

有 GH 释放激素(GHRH)兴奋试验和胰岛素低血糖兴奋试验等。多数推荐胰岛素低血糖试验，认为其临床符合率高(几乎可达 100%)，但少数正常人也可对某项兴奋试验不呈兴奋反应，故必要时采用 2 项兴奋试验，方可作诊断。

【治疗方案及原则】

(一) 生长激素替代治疗

及时、适量地补充 GH，是本症治疗的关键和根本措施。因身高发育有其固有的规律，故应强调早期诊断、早期治疗，尤应抓住青春发育期这一生长高峰期，及时补充 GH，以达到成年正常或接近正常值的身高。在激素替代治疗之前，首先要确认其长骨骨骺端尚未融合。目前一般均应用重组人生长激素(r-hGH)。用药剂量：一般在 0.5～0.7IU/(kg・w)，分 3～7 次，临睡前 1 小时肌内或皮下注射，一般疗效与年龄、骨龄成反比，疗程按患者年龄、疗效酌定。至于用药方式，一般认为每日给药比每周注射 2～3 次的疗效高 25%，间歇治疗(治疗 6 个月，停药 3～6 个月)的疗效不如连续用药好。一般疗效开始最明显，以后逐渐减弱。对 Turner 综合征，用 r-hGH 治疗疗效也肯定，但应尽早应用，且剂量应略大[1.0～1.1IU/(kg・w)]，也可合用小剂量合成类固醇如氧甲氢龙(oxandrolone)1.25mg/d 或 2.5mg/d，可加速生长，不增骨龄。

(二) 性激素

除 Turner 综合征外，一般对青春前期儿童不应用性激素，仅对体质性生长及青春延迟的本症患者，可在适当时机合用小剂量性激素；男孩约于 13～14 岁、女孩在 12～13 岁左右短期试用，约 3～4 个月。男性可用庚酸睾酮 50～100mg，每 2～4 周肌注一次，亦可试用蛋白合成激素，苯丙酸诺龙 0.5mg/kg，每 2 周肌注一次，女孩则可试用炔雌醇 1～2μg/d。应避免应用过早、剂量过大、时间过长的性激素，以防骨龄过早成熟、融合，有损最终身高。此外，应用大剂量合成类固醇可能致肝功能损害，应严加警惕和监测，一般及时停药可恢复。

(罗 敏)

第四章　肢端肥大症

【概述】

肢端肥大症是由于腺垂体分泌生长激素细胞发生腺瘤或增生，分泌过多GH引起的疾病。

【临床表现】

病人有特殊面容和体态。可有多种内分泌代谢紊乱，如月经失调、闭经是女性患者早期的常见症状。部分患者出现溢乳，偶见男性乳房发育、性功能减退。约有1/3的患者出现继发性糖尿病，半数患者有糖耐量异常。有的患者可合并甲状腺功能亢进和1型糖尿病(称为多发性内分泌腺病Ⅰ型)。心、肝、肾、胃肠等脏器呈肥大性变化，常伴有高血压、动脉硬化等，晚期可出现心力衰竭。垂体瘤较大者常有压迫症状，如头痛、视力及视野改变。

【诊断要点】

(一) 临床特征

1. 特殊面容和体态　如眶上嵴、颧骨及下颌骨增大突出，牙缝增宽，咬合错位。胸骨突出，胸腔前后径增大，骨盆增宽，四肢长骨变粗，手脚掌骨变宽、厚大。皮肤变厚变粗，额部皱褶变深，眼睑肥厚，鼻大而宽厚，唇厚舌肥，声音低沉等。

2. 内分泌代谢紊乱　女性月经失调、闭经，男性乳房发育、溢乳、性功能减退。可伴有糖尿病或糖耐量异常。少数患者可合并甲状腺功能亢进和1型糖尿病。

3. 脏器肥大　常伴有高血压、心脏肥大、左心室功能不全、冠状动脉硬化等，晚期可出现心力衰竭。

4. 肿瘤压迫症状。

(二) 检查

1. GH测定　正常人一般低于5ng/ml，若大于5ng/ml，葡萄糖抑制试验中最低值大于5ng/ml有诊断价值，但仅测一次血GH值不能诊断或排除本病，应连续测定(GH谱)或结合抑制和兴奋测验，才能准确判断GH的分泌功能状态。

2. TRH兴奋试验　可见GH明显升高，峰值与基础值之差大于10μg/ml。

3. 类胰岛素样生长因子-1测定　明显高于正常。

4. 垂体前叶及靶腺其他激素测定　早期促肾上腺皮质激素(ACTH)、促甲状腺激素(TSH)、PRL基本正常或升高,卵泡刺激素(FSH)、黄体生成素(LH)降低。

5. 钙、磷代谢 血钙大多正常,血磷往往增高,并可作为本病活动的一个指标。

6. 糖尿病的有关检查。

7. 头颅CT或磁共振检查 可发现肿瘤。X线检查常可有骨板增厚、骨质增生等表现。

【治疗方案及原则】

(一) 手术治疗

为本病的主要治疗手段。经额开颅手术适用于肿瘤大、向鞍上生长者,经蝶窦手术适用于微腺瘤。

(二) 放射治疗

手术后1个月再进行放射治疗者效果佳,也可单独放射治疗。

1. 普通深度X线治疗 一般取双颞、额、顶四个放射野,轮流照射垂体,总剂量为4000～5000rad,疗程5～6周,疗效约75%。

2. 高能放射治疗 应用^{60}Co远距治疗机,取双颞放射野照射,剂量、疗程同深度X线治疗。

3. 重粒子放射治疗 应用回旋加速器进行X粒子束、质子束治疗,可提高疗效,减少脑组织损伤。总剂量为5000～8000rad,分4次照射。质子束总剂量为5000～10000rad,分12次照射。

4. 内照射 采用核素^{90}Y或^{198}Au等经蝶窦植入垂体窝内,剂量约10mCi。必要时,6个月后可进行第2个疗程。放射治疗后每3～6个月复查1次,观察期为2年。

5. γ刀。

(三) 药物治疗

1. 多巴胺能激动剂 溴隐亭2.5mg,3～4次/日,可逐步增加至2.5～5mg,4次/日。

2. 生长抑素类似物 奥曲肽,初始量为0.05～0.1mg,皮下注射,每8～12h一次,然后依据血GH、临床症状及耐受性调整剂量。多数患者的剂量约为0.2～0.3mg/d,最大用量不宜超过1.5mg/d。

3. 亦可选用左旋多巴50mg/d,甲氧氯普胺(灭吐灵)600mg/d,赛庚啶8～32mg/d,氯丙嗪100mg/d,分次服用。

4. 有糖尿病者,按糖尿病治疗。有GH外垂体前叶功能减退者,应作相应激素替代。

(高 鑫)

第五章　泌乳素瘤

【概述】

泌乳素瘤是指垂体分泌 PRL 的肿瘤，在垂体功能性（有分泌性）肿瘤中发生率占首位。典型泌乳素瘤的临床表现有闭经、溢乳、不孕（育）、高泌乳素血症，及垂体可有占位性改变。

【临床表现】

大多有闭经，但早期可有月经过多或不规则。约 30％～80％的女性患者可有溢乳。常有不同程度的性功能减退和生殖器萎缩，是男、女性不孕的常见原因之一。较巨大的垂体瘤可有局部神经压迫及眼部体征。一些药物如盐酸氯丙嗪（冬眠灵）、利血平、阿片制剂、甲氧氯普胺（灭吐灵）等可引起高 PRL 血症，但无垂体瘤的证据。

【诊断要点】

（一）临床特征

1. 闭经　早期可有月经过多或不规则；
2. 溢乳　约占 50％的女性患者；
3. 两性均可有不孕（育）和不同程度的性功能减退；
4. 垂体瘤占位压迫的临床症状与体征　如头痛、视野缺损和视力减退等；
5. 除外某些药物因素。

（二）辅助检查

1. 血 PRL 测定　正常人空腹血清 PRL 小于 20μg/L，泌乳素瘤患者血清 PRL 多大于 100μg/L，大于 300μg/L 几乎可以肯定存在泌乳素瘤。

2. 蝶鞍正、侧位片、垂体 CT 或磁共振检查，可证实肿瘤的存在。视野检查可协助诊断。

3. 血清 FSH、LH、雌二醇（E_2）值均可减低。

4. 必要时可作 TRH 兴奋试验、甲氧氯普胺试验，对诊断泌乳素瘤有一定的参考价值。

5. 作相关检查，以排除原发性甲状腺功能减退和下丘脑、垂体及其他内分泌疾病，除外脑部、乳房疾患。

【治疗方案及原则】

(一) 药物治疗

首选溴隐亭,开始剂量为2.5mg/d,以后每隔5～7d增加1.25～2.5mg/d,直到取得满意疗效。多数患者有效量为5～7.5mg/d。用药后绝大多数患者血清PRL迅速下降,直至正常。2～3个月左右溢乳明显减轻或消失,月经来潮。获得疗效后药物剂量宜缓慢递减,直到维持量,多为1.25～2.5mg/d,持续2～3年甚至更多年。

(二) 手术治疗

对溴隐亭治疗无效且肿瘤有扩大倾向者,可考虑手术,但手术常不彻底,大多数患者术后仍需接受溴隐亭治疗。

(三) 放射治疗

常用直线加速器照射、γ刀或X刀治疗。

(高　鑫)

第六章　尿崩症

【概述】

尿量超过 3L/d 称尿崩。引起尿崩的常见疾病称尿崩症，可以概括为因下丘脑垂体抗利尿激素不足或缺如而引起的下丘脑垂体性尿崩症（又称中枢性尿崩症），以及因肾远曲小管、肾集合管对抗利尿激素不敏感所致的肾性尿崩症。凡病变累及分泌抗利尿激素的神经元（下丘脑的室旁核及视上核）、输送抗利尿激素的神经束（垂体柄）、储存抗利尿激素的垂体后叶时，均可引起下丘脑-垂体性尿崩症。常见的病因有下丘脑和垂体肿瘤、颅脑外伤、手术、放射治疗、颅内感染、浸润性病变（如黄色瘤、组织细胞增生症和自身免疫性病变）等。本病可见于任何年龄，但以青年人多见，男性多于女性，男女之比为 2∶1。

【临床表现】

大量低比重尿，尿量超过 3L/d，比重低于 1.006。烦渴多饮，尤善冷饮，除倦怠、乏力、影响睡眠外，一般不影响生长发育。根据病情的轻重，可分为部分性尿崩症和完全性尿崩症。由鞍区肿瘤、外伤、手术所致者，如同时影响垂体前叶的功能，则可伴有部分或完全性垂体前叶功能减退症。先天性尿崩症以及外伤、手术、鞍区肿瘤时，可以影响渴觉中枢，使患者多尿但不伴口渴，易脱水导致出现高钠血症、高渗状态，此时可伴发热、抽搐甚至脑血管意外。

【诊断要点】

（一）临床特征

1. 大量低比重尿，尿量超过 3L/d；

2. 因鞍区肿瘤过大或向外扩展者，常有蝶鞍周围神经组织受压表现，如视力减退、视野缺失；

3. 有渴觉障碍者，可出现脱水、高钠血症、高渗状态、发热、抽搐等，甚至脑血管意外。

（二）实验室检查

1. 尿渗透压　为 50～200mOsm/kgH_2O，明显低于血浆渗透压，血浆渗透压可高于 300mmol/L（正常参考值为 280～295mmol/L）。

2. 血浆抗利尿激素值　降低（正常基础值约为 1～1.5pg/ml），尤其是禁水和滴注高渗盐水时仍不能升高，提示垂体抗利尿激素储备能力降低。

3. 禁水试验 是最常用的有助于诊断垂体性尿崩症的功能试验。方法：试验前测体重、血压、尿量、尿比重、尿渗透压。以后每小时排尿，测尿量、尿比重、尿渗透压、体重、血压等，至尿量无变化、尿比重及尿渗透压持续两次不再上升为止。抽血测定血浆渗透压，并皮下注射抗利尿激素（水剂）5U，每小时再收集尿量，测尿比重、尿渗透压1～2次。一般需禁水8～12h以上。如血压有下降、体重减轻3kg以上时，应终止试验。正常人或精神性烦渴者，禁水后尿量减少，尿比重、尿渗透压升高，故血压、体重常无明显变化，血浆渗透压也不会超过300mmol/L，注射抗利尿激素后尿量不会继续减少，尿比重、尿渗透压不再继续增加。垂体性尿崩症禁水后尿量减少不明显，尿比重、尿渗透压无明显升高，尤其是完全性垂体性尿崩症，可出现体重和血压明显下降，血浆渗透压升高（大于300mmol/L），注射抗利尿激素后尿量明显减少，尿比重、尿渗透压成倍增高。部分性垂体性尿崩症变化不如完全性垂体性尿崩症显著，有时与精神性烦渴不易鉴别。肾性尿崩症患者禁水和肌注抗利尿激素，均不能使尿量减少及尿液浓缩。

4. 颅部及鞍区CT、磁共振检查 有助于该区域器质性病变的诊断和鉴别诊断。

【治疗方案及原则】

部分性垂体性尿崩症可给予氢氯噻嗪（双氢克尿塞）25～50mg，口服，3次/日。同时忌饮咖啡等。氯贝丁酯（安妥明）0.25～0.5g，口服，3次/日。卡马西平0.1g，口服，3次/日，可有白细胞降低、肝损伤、嗜睡、眩晕、皮疹等不良反应。完全性垂体性尿崩症应补充抗利尿激素，常用有油剂鞣酸加压素（长效尿崩停）（5U/ml），从0.1ml开始，深部肌注，一般用0.3～0.5ml，以维持5d左右为宜。不良反应有头痛、血压升高、腹痛等。粉剂尿崩停（50U/ml）5～10U，鼻吸，每4～6h一次，可引起慢性鼻炎而影响疗效。1-半胱氨酸-8-右旋精氨酸加压素增加抗利尿活性，减少不良反应。从0.1mg/d开始，根据尿量逐渐增加剂量，调整至尿量在2000ml/d左右的剂量为维持量，一般为0.1～0.2mg，口服，2～3次/日，或4mg/ml，肌注，2～3次/日，警惕过量引起水中毒，如面部苍白、腹痛、血压升高。因肿瘤引起者，宜手术或放射治疗。肾性尿崩症也可试用氢氯噻嗪，剂量同前。

（高 鑫）

第七章　抗利尿激素不适当分泌综合征

【概述】

抗利尿激素不适当分泌综合征是由异位抗利尿激素（ADH，AVP）分泌性恶性肿瘤、肺部感染、脑部外伤、肿瘤、感染及某些药物等引起体内 ADH 分泌增多或其生物活性过强，所致以水潴留、尿排钠增多及稀释性低钠血症为特征的临床综合征。

【临床表现】

（一）低钠血症

本症的临床表现取决于低钠血症的严重程度和发展速度。通常血钠大于 120mmol/L 时，无明显症状和体征；血钠小于 120mmol/L 时，可出现食欲减退、恶心、呕吐、易激动、性格改变，继而神志模糊；当血钠小于 110mmol/L 时，出现肌力减退、腱反射减弱或消失，划跖试验阳性，延髓麻痹，可有抽搐发作；当血钠进一步下降至 90～105mmol/L 时，上述症状明显加重，并可出现严重水中毒的神经系统症状，如软弱无力、嗜睡、精神错乱、惊厥，直至昏迷、死亡。

（二）血液稀释

本症的主要临床特征是水潴留，表现为低肌酐、低尿素氮、低尿酸、低氯血症，但不伴有组织间隙水肿，血压一般正常。

（三）原发疾病的临床表现和体征

可有感染或原发性肿瘤所致的各种相应的症状和体征。

【实验室检查】

1. 血钠小于 130mmol/L，尿钠大于 30mmol/L，血浆渗透压低于 270mOsm/kgH_2O，尿渗透压升高，常高于血浆渗透压。血清氯化物、尿素氮、肌酐及尿酸等浓度均可降低。

2. 血浆 AVP 水平明显升高。

3. 水负荷试验　于半小时内给予饮水（20ml/kg），正常人因 AVP 释放减少而尿量大增，于 5 小时内排尿量可达 80％的饮水量，尿渗透压低于 100mOsm/kgH_2O，低于血浆渗透压。而本症患者水负荷后排尿量小于饮水量的 40％，尿渗透压高于血浆渗透压。应注意：本试验有诱发水中毒的危险，应警惕。

【诊断要点】

1. 原发疾病的临床表现、体征、病史及用药史。

2. 低钠、低渗透压血症。

3. 尿钠增高，并不受水负荷的影响。

4. 高渗尿，尿渗透压高于血浆渗透压。

5. 水负荷后 AVP 活性不受抑制。

6. 肾、甲状腺及肾上腺皮质功能正常。

7. 需与其他可引起低钠血症的疾病相鉴别，如肝硬化腹水、慢性心力衰竭、肾脏疾病伴低钠血症、甲状腺功能减退症和肾上腺皮质功能减退症等。

【治疗方案及原则】

(一) 原发疾病的治疗

恶性肿瘤所致者应及早手术、放疗或化疗。药物引起者，应立即停此药。脑部疾病所致者，应尽可能去除病因，有些脑疾患如脑部急性感染、硬膜下或蛛网膜下腔出血等所致本症者，有时为一过性，随着原发疾病的好转而消失。

(二) 限制摄入水量

本症轻者，经限制饮水量、停用妨碍水排泄的药物即可纠正低钠血症。一般限制饮水量在 0.8～1.0L/24h，症状即可好转，体重下降，血钠、血渗透压随之增加，尿钠减少。

(三) 药物治疗

1. 地美环素(demeclocycline，去甲金霉素)　可拮抗 AVP 对肾小管上皮细胞受体中腺苷酸环化酶的作用，抑制 AVP 对肾小管回吸收水的作用，亦可抑制异位 AVP 分泌，常用剂量为 600～1200mg/d，分 3 次口服，引起等渗性或低渗性利尿，可于 1～2 周内缓解低钠血症。此药可有肾毒性，可诱发氯质血症与二重感染，故肝、肾衰竭者禁用。

2. 呋塞米(furosemide，速尿)　40～80mg/d，口服，同时给予 NaCl 3g/d，补充钠的丢失。

3. 苯妥英钠　可抑制下丘脑分泌 AVP，对某些患者有效，但作用短暂。

(四) 严重低钠血症的处理

严重低钠血症伴神志错乱、惊厥或昏迷者，应紧急处理。可用呋塞米 1mg/kg 静注，必要时重复使用，但必须注意：其可能引起低血钾、低血镁等水电解质紊乱。根据尿钠排泄情况，以 3% NaCl 液 1～2ml/(kg·h)补充钠的丢失。一旦血钠上升至安全水平（125mmol/L）后，应减慢给钠速度，应控制在 3%NaCl 液 0.5～1.0ml/(kg·h)范围内。在第一个 24h 内，血钠升高幅度不应超过 12mmol/L，以免发生脑桥脱髓鞘病变。该病变系由纠正低钠速度过快所引起的严重神经并发症，其临床表现为低钠血症纠正后，出现神经症状恶化、神志改变、惊厥、肺换气不足、低血压，最终出现假性延髓麻痹、四肢瘫痪、吞咽困难等。

（罗　敏）

第八章　甲状腺功能亢进症（附：甲亢危象）

【概述】

甲状腺功能亢进症系指多种病因引起的甲状腺高功能状态，产生过量甲状腺激素而导致的临床综合征。常见的原因为 Graves 病、毒性结节性甲状腺肿、甲状腺自主高功能性腺瘤、垂体分泌 TSH 肿瘤等。本文主要叙述 Graves 病。

【临床表现】

（一）高代谢与高交感神经兴奋症候群

畏热、多汗、多食易饥、体重减轻、乏力、心悸、便次增加。并发甲状腺功能亢进性心脏病时出现心房颤动等心律失常，甚至心脏扩大和心力衰竭等。

（二）甲状腺体征

常呈弥漫性，对称性肿大，质地呈轻或中度硬，有时可触及震颤，可闻及血管杂音。少数患者甲状腺肿大不明显。

（三）眼征

Graves 病可伴浸润性或非浸润性突眼，浸润性者可有畏光、流泪、复视、眼球明显突出、眼睑和球结膜充血、水肿、眼球活动障碍、角膜溃疡、失明等；非浸润性突眼者仅有交感神经兴奋所致的上眼睑挛缩、眼裂增宽、瞬目减少、惊恐眼神等。

【诊断要点】

1. 高代谢的临床表现。
2. 甲状腺弥漫性肿大。
3. 实验室检查　血清促甲状腺激素（TSH）降低，血清总甲状腺素（TT_4）、总三碘甲腺原氨酸（TT_3）、血清游离三碘甲腺原氨酸（FT_3）和血清游离甲状腺素（FT_4）均可增高，Graves 病的诊断即可成立。甲状腺刺激抗体（TS-Ab）阳性或 TSH 受体抗体（TR-Ab）阳性，可进一步证实本病为自身免疫性甲状腺亢进症（Graves 病）。因 Graves 病是自身免疫性甲状腺病的一种，所以也可同时出现甲状腺过氧化物酶抗体（TPO-Ab）阳性、甲状腺球蛋白抗体（TG-Ab）阳性。

少数患者 TSH 降低，FT_4 正常，但是血清游离三碘甲腺原氨酸（FT_3）增高，可以诊断为 T_3 型甲亢。总甲状腺素（TT_4）和总三碘甲腺原氨酸（TT_3）由于受到甲状腺激素结合球蛋白水平的影响，在诊断甲亢中的意义次于 FT_4 和 FT_3。

^{131}碘摄取率:24 小时摄取率增加,摄取高峰提前。

【治疗方案及原则】

(一) 抗甲状腺药物(ATD)

常用药物包括甲巯咪唑(又称他巴唑)、丙基硫氧嘧啶(PTU)。后者尚具有抑制 T_4 在外周组织转换为 T_3 的作用。全疗程一般为 1.5～2.0 年或更长,通常分为三个阶段:症状控制期、减量期和维持期。控制期约为 1～3 个月不等,使用剂量按病情轻重酌定,丙基硫氧嘧啶(PTU) 约为 150～600mg/d(他巴唑15～10mg/d),分 3 次口服;减量期约为 2～4 个月,每月减量 100mg/d,最后减至维持量 50～100mg/d(他巴唑 5～10mg/d);维持期持续 1 年或更长。ATD 的停药指征尚未明确,包括 T_3 抑制试验转阴、TR-Ab、TS-Ab 转阴等指标。控制期和减量期应当每 4 周随访一次,根据临床症状和血清 TSH、FT_4 水平调整 ATD 的剂量,防止药物性甲减的发生。症状控制期和减量期可以加用左旋甲状腺素(优甲乐)25～50μg/d,它可以预防和治疗由于 ATD 过量而导致的甲状腺功能减退和甲状腺肿大。对于突眼严重的患者也应当加用左旋甲状腺素,预防突眼加重。ATD 的主要副作用是粒细胞减少症(发生率为 0.5%)和皮疹(发生率为 5%)。用药期间要定期监测白细胞数目,症状控制期每周一次,减量期每 2～4 周一次。白细胞低于 4×10^9/L 时应当加用升白细胞药物,白细胞低于 3×10^9/L 或粒细胞低于 1.5×10^9/L 时应当停用此类药物。在早期,心律过快可酌用普萘洛尔(心得安)10～20mg,3 次/日,待症状好转后停用。

(二) 放射碘治疗

无下述禁忌证者均可选择放射碘治疗:①年龄小于 25 岁;②妊娠或哺乳妇女;③白细胞持续低于 3×10^9/L 或中性粒细胞低于 1.5×10^9/L 者;④严重突眼;⑤活动性肺结核;⑥有严重心、肝、肾疾病;⑦甲亢危象。

放射碘治疗的剂量通常按每克甲状腺组织给^{131}碘 70～100 微居里(μCi)。具体公式是:^{131}碘治疗剂量=^{131}碘剂量×估算的甲状腺重量×(100÷甲状腺 24 小时摄碘率)。

对于重症患者、老年伴心脏病患者、甲状腺肿大显著者(大于 100g),在治疗前应当先予 ATD 治疗,待甲状腺功能控制至正常后再给予放射碘治疗。

本治疗方法的主要并发症是甲状腺功能减退症。国外报告远期甲状腺功能减退症的发生率高达 80%。但是甲亢的复发率甚低。所以放射碘治疗后要定期复查甲状腺功能。一旦发生甲减,即给予左旋甲状腺素替代治疗。

(三) 手术治疗

ATD 药物无效,停药后复发,不愿继续服药者但又不伴有严重突眼、心、肝、肾、肺等严重疾患者和妊娠早(头 3 个月)、晚(后 3 个月)期者,可采用甲状腺次全切除术治疗。手术治疗前需应用ATD控制甲状腺功能至正常。甲状旁腺功能减退症和喉返神经损伤的发生率为1%左右。

附:甲亢危象

【概述】

因原有甲状腺功能亢进症,未获有效控制,在一些诱因如精神刺激、感染、手术、创伤等存在和激发下,出现原甲亢症状加剧等一系列临床表现,称甲亢危象,属内科急诊,应紧急处理。

【诊断要点】

(一) 甲亢病史

患者原有甲亢病史,往往未获有效控制。近日有精神刺激、感染、手术、创伤等诱因,原甲亢症状和体征显著加剧。

(二) 临床表现

体温升高,先中度热后高热,可达40℃或更高。体重锐减,恶心,呕吐,心动过速,心率常在160次/分以上,伴大汗、腹痛、腹泻,甚而谵妄、昏迷,直至死亡。死因常为高热虚脱、心力衰竭、肺水肿或严重水、电解质代谢紊乱等。

(三) 实验室检查

1. 血中甲状腺激素(TT_3、TT_4、FT_3、FT_4)极度升高,超敏TSH测定值极低。

2. 各种原发诱因所具有的实验室检查结果。

【防治】

去除诱因、积极治疗甲亢是预防危象发生的关键,尤其要积极防治感染和做好充分的术前准备。一旦发生,则需积极抢救。

(一) 抗甲状腺药物

抑制甲状腺激素的合成。一旦确诊,应尽快进行。首先PTU,因其可同时阻断T_4在外周组织中向T_3转化。首次剂量600mg,口服或经胃管注入。如无PTU时,可用等量MTU或MMI(tapazol)60mg。继用PTU(或MTU)200mg或MMI 20mg,3次/日,口服。待症状减轻后改用一般治疗剂量。

(二) 复方碘溶液

抑制甲状腺激素的释放。在服首剂PTU后,1～2h再加用复方碘溶液,首剂30～60滴,以后每6～8h,5～10滴。或用碘化钠0.5～1.0g加入10%葡萄糖盐水中,静滴12～24h,以后视病情逐渐减量,一般使用3～7天后停药。如患者对碘剂过敏,可改用碳酸锂0.5～1.0g/d,分3次口服,连服3～7天。

(三) β受体阻断剂和糖皮质激素

两者均可抑制外周组织中的 T_4 向 T_3 转化和明显缓解症状。可用普萘洛尔 30～50mg,每 6～8h 口服一次,或 1mg 经稀释后缓慢静脉注射,视需要可间歇给药 3～5 次(禁用于伴哮喘或心功能不全的患者),氢化可的松 100mg 加入 5%～10%葡萄糖盐水中静滴,每 6～8h 一次,氢化可的松除可抑制 T_4 转化为 T_3 外,尚可阻滞 T_4 释放,降低周围组织对甲状腺激素的反应,增强机体的应激能力。

(四) 血液透析、腹膜透析或血浆置换

如上述常规治疗效果仍不满意时,可酌情选用血液透析、腹膜透析或血浆置换等措施,迅速降低血中甲状腺激素的浓度。

(五) 支持疗法

应全程监护心、肾、脑功能,迅速纠正水、电解质和酸碱平衡紊乱,补充足够的葡萄糖、热量和多种维生素等。

(六) 对症治疗

包括供氧,防治感染,高热者给予物理降温,必要时可用中枢性解热药,如对乙酰氨基酚(扑热息痛)等。但应注意:避免应用乙酰水杨酸类退热药(因可使 FT_3、FT_4 升高)。积极治疗各种合并症和并发症。待危象控制后,应根据病情选择适当的甲亢治疗方案,防止危象再次发生。

(滕卫平)

第九章 甲状腺功能减退症

【概述】

甲状腺功能减退症是由于甲状腺激素合成、分泌或生物效应不足或缺少，所致的以甲状腺功能减退为主要特征的疾病。发病始于胎儿及新生儿期，表现为生长和发育迟缓、智力障碍，称为呆小症。成人发病表现为全身性代谢减低，细胞间粘多糖沉积，称为粘液性水肿。根据原发性病因的不同，甲状腺功能减退症可以分为：①原发性甲减：由甲状腺病变所致；②继发性甲减：因垂体 TSH 缺乏所致；③三发性甲减：系下丘脑 TRH 缺乏所致；④外周组织性甲减：由甲状腺激素受体或受体后病变所致。本文重点叙述成人原发性甲减。引起本症的原因主要是自身免疫性甲状腺炎、^{131}碘治疗甲亢和甲状腺手术。

【临床表现】

本病起病常隐匿，以轻症起始，症状不典型。病情轻重取决于激素不足的程度、速度和病程，可有乏力、困倦、畏寒、便秘、体重增加、表情淡漠、反应迟钝、脱发、声音嘶哑、食欲不振、眼睑和颜面水肿、皮肤干燥、结膜苍白、手掌皮肤发黄等。甲状腺体征因病因不同而各异。桥本甲状腺炎时甲状腺显著肿大，质地中、重度硬，萎缩性甲状腺炎时甲状腺不能触及。本症累及心脏表现为心脏增大和心包积液，称为甲减性心脏病。严重者可导致粘液水肿性昏迷。

【诊断要点】

1. 典型的临床表现、体征和实验室检查。

2. 血清 TSH 增高，血清 TT_3、TT_4、FT_3 和 FT_4 均可减低，但以 FT_4 为主。

3. 血清甲状腺过氧化物酶抗体（TPO-Ab）、甲状腺球蛋白抗体（TG-Ab）强阳性提示为自身免疫性甲状腺疾病，如慢性淋巴细胞性甲状腺炎（又称桥本病）和原发性萎缩性甲状腺炎。

4. 甲状腺^{131}碘摄取率降低。

【治疗方案及原则】

（一）甲状腺激素替代治疗

左旋甲状腺素片（优甲乐）为首选。总替代剂量，成人约需 0.05～0.3mg/d。每日早晨服用一次。注意：初治时剂量宜偏小，然后依症状改善程度（血甲状腺激素和 TSH 水平）逐步递增。剂量以 0.025～0.05mg/d 开始，以后每4周增加0.025～0.05mg/d，定期监测血清 TT_3、TT_4、FT_3、FT_4 和TSH，直至正常水平。患冠心病的患者宜从更小剂量开始，小剂量缓慢增加，避免诱发和加重冠心病。干甲状腺素片制剂价格便宜，主要含甲状腺素，但是含量不够准确。粗略计算40mg干甲状腺素片的甲状腺素含量，与左旋甲状腺素片0.05mg相当。

若伴有肾上腺皮质功能减退者，甲状腺激素替代治疗应在有效糖皮质激素替代治疗后进行。

（二）粘液性水肿昏迷的治疗

必须立即采取一系列抢救措施：

1．支持、对症治疗　吸氧，保温，抗感染，保持呼吸道通畅。谨慎补液，可用5%～10%葡萄糖生理盐水500～1000ml/d，缓慢静脉滴注，每日补液量一半宜控制在1000ml以内，NaCl量也应限制，以免引起心衰与脑水肿，必要时，氢化可的松50～100mg静脉滴注，酌情每6～8h一次。

2．甲状腺激素治疗　应即刻补充快速的甲状腺激素，严重者静脉注射L-T_3针剂，首次40～60μg，以后每6h，5～15μg，静脉滴注，或首次静脉注射L-T_4针剂100～200μg，以后改用静脉滴注，至病人清醒后改为口服片剂。如无注射液，可以 T_3 或 T_4 片剂经胃管给药，每4～6h给予20～30μg，清醒后改为口服。伴有心脏病者，起始剂量为一般用量的1/5～1/3。

（滕卫平）

第十章 亚急性甲状腺炎

【概述】

亚急性甲状腺炎又称巨细胞性甲状腺炎、肉芽肿性甲状腺炎、De Quervain甲状腺炎等，病因未明。一般认为发病可能与病毒感染有关，如腮腺炎病毒、柯萨奇病毒、腺病毒、麻疹病毒、流感病毒等感染后均可引起本病。本病临床不少见，多见于中青年女性，女性多于男性，男女之比约 1∶3，可自发缓解，但易复发。

【临床表现】

1. 发病前 1～3 周可有上呼吸道感染史。起病严重程度不一，一般起病较急。

2. 甲状腺局部疼痛为本病的特征，可先累及一叶后扩大或转移到另一叶，常放射至耳后、咽部、下颌、喉、枕后等部位，疼痛可以剧烈或轻微，少数为隐痛或仅有压痛。

3. 甲状腺轻至中度肿大，病变范围不一，可呈弥漫性或不对称性，或伴有结节，中等硬度，有不同程度的触痛。

4. 常有发热、周身不适、肌肉酸痛、乏力等症状。

5. 部分患者有一过性轻度甲状腺功能亢进症候群，如精神紧张、怕热、多汗、心动过速、震颤等，后期有些患者可出现甲状腺功能低下症状，如怕冷、便秘等。

【诊断要点】

1. 近期病毒感染后出现甲状腺疼痛、肿大，可伴有甲亢或上感症状。

2. 甲状腺弥漫或不对称性轻至中度肿大，触痛。

3. 实验室检查

(1)早期血清 TT_3、TT_4、FT_3、FT_4 均可升高，TSH 可降低，TG-Ab、TPO-Ab 部分患者可呈阳性。后期少数患者因甲状腺组织破坏，血清甲状腺激素水平可降低，TSH 升高。

(2)甲状腺摄^{131}I 率明显降低，与早期血清甲状腺激素水平增高呈现“背离”现象。

(3)血沉明显增快，白细胞计数一般正常或轻中度增高。

【治疗方案及原则】

1. 休息、低碘饮食。

2. 止痛 轻症患者单用水杨酸盐等非甾体类抗炎药即可缓解症状，如阿司匹林片 0.5～1.0g 或吲哚美辛片 25mg，3～4 次/日，疗程约 2～4 周。

3. 糖皮质激素 治疗本病有特效，可缓解高热及疼痛症状，疗效明显。开始为强的松 20～40mg/d，分 3 次口服，症状缓解后逐步减量，一般用药 1～2 个月左右。复发时可再用。要注意病人有无应用糖皮质激素的禁忌证。

4. 早期有甲状腺功能亢进表现者，可用 β 受体阻滞剂，普萘洛尔（心得安）10mg，3 次/日，或美托洛尔（倍他洛克）25mg，3 次/日，以减轻症状，一般不用抗甲状腺药物。

5. 可加用甲状腺激素，纠正后期出现的甲状腺功能低下。左旋甲状腺素片（$L\text{-}T_4$）50～100mg/d，顿服或分 2～3 次口服，症状好转、血清甲状腺激素水平恢复正常后逐渐减量或停用。

（张俊清 高 妍）

第十一章 慢性淋巴细胞性甲状腺炎

【概述】

慢性淋巴细胞性甲状腺炎又称桥本病、慢性自身免疫性甲状腺炎，是一种自身免疫性疾病，患者血清中存在 TG-Ab、TPO-Ab 和 TSH 受体抗体。各年龄均可发病，但多见于中老年女性。

【临床表现】

1. 起病隐匿，进展缓慢，常无意中发现甲状腺肿大或有结节，可伴有咽部不适、轻度咽下困难和颈部压迫感。也有因出现甲减症状而诊断者。

2. 甲状腺肿大常为双侧弥漫性，表面不平，可有分叶或结节，质较硬韧，一般无压痛。亦有不明显肿大甚至缩小者。

3. 初期甲状腺功能正常或伴有甲状腺功能亢进症候群，后期甲状腺功能减退，出现黏液性水肿。

4. 也可同时伴有其他自身免疫性疾病，如恶性贫血、结缔组织病等。

【诊断要点】

1. 中老年女性，甲状腺肿大，伴有局部不适感，或伴甲状腺功能减退表现。

2. 甲状腺弥漫性肿大，表面不平，可有分叶或结节，质硬有弹性。

3. 实验室检查

(1)早期血清 TT_3、TT_4、FT_3、FT_4 多为正常，少数可升高或降低；后期血清甲状腺激素水平可渐降低，TSH 升高。

(2)60%～90%的患者血清 TG-Ab、TPO-Ab 阳性，且滴度常较高。

(3)甲状腺摄^{131}I 率常减低，但亦可正常或升高，取决于病程与甲状腺功能状态。

(4)甲状腺放射性核素扫描呈不均质浓集与稀疏，或呈“凉”、“冷”结节。

(5)过氯酸钾排泌试验多数为阳性。

(6)γ 球蛋白等免疫球蛋白可升高。

(7)甲状腺穿刺活检或针吸细胞学检查，可见滤泡上皮细胞间有大量淋巴细胞浸润，为本病的重要诊断依据。

【治疗方案及原则】

1. 少碘饮食。

2. 无明显症状、甲状腺增大不明显、甲状腺功能正常可暂不治疗，随访观察。

3. 甲状腺肿大明显、伴有压迫症状或合并甲状腺功能减退（如血清 TSH 升高）者，应给予甲状腺制剂治疗，使甲状腺缩小，补充甲状腺激素的不足。甲状腺功能正常者，左甲状腺素($L\text{-}T_4$)25～100mg/d 口服。甲状腺功能减退者的用量根据血清 TSH 和 T_4 值调整，常需长期替代治疗。

4. 糖皮质激素对控制病情、降低抗体滴度有一定效果，可短暂应用于少数症状显著者，开始可用强的松片，20～30mg/d，症状缓解后逐步减量至停药。但停药后可复发，一般不用。

5. 有甲状腺功能亢进者可采用β受体阻滞剂，必要时可应用小剂量抗甲状腺药物，但需密切观察甲状腺功能改变，警惕发生甲状腺功能减退。

6. 结节性甲状腺肿大疑有恶变或有明显压迫症状、应用甲状腺素无明显疗效者，应及时作甲状腺穿刺活检或考虑手术治疗，术后长期应用甲状腺激素以防甲状腺肿复发及甲状腺功能减退。

（张俊清　高　妍）

第十二章 单纯性甲状腺肿

【概述】

单纯性甲状腺肿又称非毒性甲状腺肿，是由于缺碘、碘过量、致甲状腺肿物质或先天性缺陷等因素，导致甲状腺激素生成障碍或需求增加，使甲状腺激素相对不足、垂体分泌 TSH 增多致甲状腺代偿性肿大，但不伴有甲状腺功能异常。分为地方性和散发性甲状腺肿。

【临床表现】

1. 地方性甲状腺肿多发生在远离海洋、地势较高的山区，呈地方性分布，任何年龄均可发病。散发性甲状腺肿可发生在非缺碘地区或高碘的沿海地区，女性多见，常在青春期、妊娠期或哺乳期发病或使病情加重。

2. 甲状腺轻至中度肿大，早期呈弥漫性肿大，表面光滑，质地柔软。随病情进展甲状腺肿大更显著，后期可形成结节性增生，质地变硬，可伴有局部压迫症状。

【诊断要点】

1. 在缺碘地区或女性甲状腺激素生理需要增加时，发生甲状腺弥漫性肿大，病程进展缓慢。

2. 血清甲状腺激素和 TSH 水平正常。

3. 甲状腺摄^{131}I 率正常或偏高，无高峰前移，且 T_3 抑制试验正常。

4. 甲状腺放射性核素扫描早期呈均质分布，晚期放射性分布不均匀。结节囊性变时为“冷”结节，功能自主性结节时为“热”结节。

5. TG-Ab 和 TPO-Ab 的阳性率与正常人相仿。

6. 甲状腺超声波检查能准确反映甲状腺的大小，确定甲状腺结节的大小、数目和囊肿形成。

【治疗方案及原则】

1. 除非在确定为缺碘地区，否则不宜采用高碘饮食及碘剂治疗，因摄入碘过多可抑制甲状腺激素的合成与分泌，导致 TSH 升高，促使甲状腺进一步肿大，甚至诱发甲状腺自身免疫反应，导致甲状腺功能亢进症的发生。

2. 宜早期应用甲状腺激素，纠正甲状腺激素绝对或相对不足，也可使甲状腺缩小。常用干甲状腺素片 40～120mg/d 或左旋甲状腺素（L-T_4）25～150mg/

d,分 2～3 次口服。应用甲状腺制剂应从小剂量开始,逐渐加量,剂量应根据甲状腺功能及症状进行调整,老年及有心脏病者应慎用。

3. 有下列情况者应行手术治疗,术后长期服用甲状腺激素,以防甲状腺肿复发及发生甲状腺功能减退。

(1)巨大甲状腺肿及胸骨后甲状腺压迫气管、食管或喉返神经而影响生活或工作者。

(2)结节性甲状腺肿疑有恶变者。

(张俊清 高 妍)

第十三章　甲状腺结节与肿瘤

【概述】

甲状腺功能正常的单个或多个甲状腺结节颇为多见，常见的病因为结节性甲状腺肿、甲状腺腺瘤及退行性囊肿，发生率随年龄增大而增加，其他有慢性淋巴细胞性甲状腺炎及甲状腺癌肿。良性结节与恶性结节的鉴别诊断和合理治疗极为重要。

【临床表现】

大多数结节性肿大起病隐匿，持续多年，不予重视，可于体检或甲状腺超声波检查时发现，主要是要鉴别结节的良、恶性。

1. 有头、颈部放射治疗史者，甲状腺结节恶变的可能性增加。

2. 男性或儿童单发性结节要警惕甲状腺癌。

3. 一般恶性结节增长快，但亦有进展缓慢的。甲状腺癌可出现转移灶。

4. 甲状腺癌大多质地坚硬，表面不平，与周围粘连，可有颏部或颈部淋巴结肿大，声音嘶哑。

5. 甲状腺癌常无触、压痛，但未分化癌或甲状腺髓样癌也可有一定的触痛。

【诊断要点】

甲状腺结节的诊断，关键在于根据临床表现和辅助检查判断结节的性质和甲状腺的功能状态。

1. 血清甲状腺激素和 TSH 测定　确定甲状腺的功能，一般功能不受影响。高功能腺瘤甲状腺激素水平升高，慢性淋巴细胞性甲状腺炎后期甲状腺激素水平可正常或降低。

2. 甲状腺核素扫描　高功能腺瘤多为“热”结节；“温”结节大多为结节性增生、腺瘤，良性居多，但少数也可为恶性。“凉”结节或“冷”结节需除外恶性，但腺瘤和囊肿亦可为“凉”或“冷”结节。

3. 超声波检查　有助于诊断结节的性质，囊性常为甲状腺囊肿，混合性应考虑慢性淋巴细胞性甲状腺炎。甲状腺癌多为实性结节，少数有部分囊性变。

4. 甲状腺结节穿刺活检及针吸细胞学检查　对鉴别良性和恶性意义较大，但可遗漏小癌肿，假阴性和假阳性的发生率因方法和技术水平差异而不同，必要时可重复进行。

5. 血清 TG-Ab 和 TPO-Ab　阳性提示慢性淋巴细胞性甲状腺炎，但不排除恶变。甲状腺髓样癌有降钙素的特征性分泌，故可测定血清降钙素作鉴别。

6. 颈部 X 线检查　乳头状癌组织中常可见钙化灶。

7. 血清甲状腺球蛋白(Tg)测定　分化良好的甲状腺癌及其手术切除后复发或转移时，血清 Tg 测定值常升高。

【治疗方案及原则】

1. 甲状腺功能正常(或减退)的良性结节(结节性增生、腺瘤、囊肿、慢性淋巴细胞性甲状腺炎)，主要治疗是给予甲状腺激素。甲状腺激素能抑制 TSH 的分泌，使良性结节缩小。一般不用碘剂治疗，因无持久疗效且可促使甲状腺自身免疫反应，使腺瘤转化为功能自主性结节，引起甲状腺功能亢进症或促进慢性淋巴细胞性甲状腺炎的发生及甲状腺功能减退。

2. “温”结节可考虑先用甲状腺激素抑制治疗，右旋甲状腺素片($L\text{-}T_4$)50～200μg/d，分 2～3 次口服，随访血 TSH 是否被有效抑制。严密观察 2～3 个月，如结节缩小，多为良性病变；如结节无明显变化或增大，应予细针穿刺活检或手术切除，术后长期服用甲状腺激素以防复发。

3. “冷”结节应先行细针穿刺活检，未能证实恶性者不一定立即手术，亦可先试用甲状腺激素治疗，密切观察，对高度怀疑恶性肿瘤者应首选手术治疗。

4. 甲状腺囊肿经穿刺活检排除恶性者，体积较小者可不处理，较大者需配合囊肿穿刺排液后注入硬化剂(如无水乙醇)治疗或手术切除。

(张俊清　高　妍)

第十四章　原发性甲状旁腺功能亢进症

【概述】

原发性甲状旁腺功能亢进症（简称原发甲旁亢）是由于甲状旁腺肿瘤（腺瘤或癌）分泌过多的甲状旁腺激素（parathyroid hormone，PTH）所引起的一种疾病。其临床特点为高血钙、低血磷、碱性磷酸酶升高、骨骼病变和尿路结石。约90%以上是由甲状旁腺腺瘤引起，其中只累及一个腺体的占90%，腺癌约占0.5%～3%。本症儿童少见，少数为多发性内分泌腺瘤Ⅰ型或Ⅱ型。

【临床表现】

一般进展缓慢。轻者仅表现为肌无力、反应迟钝、食欲减退，后期可有抑郁、感觉异常、近端肌无力、肌萎缩等。重者可有消化道溃疡病样症状，以及多尿、多饮、脱水及体重下降。

(一) 骨骼症状

有广泛性骨关节疼痛伴明显压痛。绝大多数患者骨密度减低，重者有骨骼畸形。约50%以上的患者有自发性病理性骨折和纤维囊性骨炎。

(二) 肾脏症状

由于血钙过高致尿钙排出增多，又因尿磷排泄增加，故患者常有烦渴、多饮和低渗尿等。尿路结石的发生率较高，以多发、反复发作和活动性小结石为特点。尿路结石和肾实质钙盐沉着对本病具有诊断意义，可致肾绞痛、血尿、尿路感染和肾功能不全。

(三) 高血钙及（或）低血磷症候群

最早出现但常被忽视。高血钙时，神经肌肉应激性减低，常有软弱无力，四肢松弛，心动过缓，心律不齐，心电图Q-T间期缩短。常伴有幻觉、健忘、狂躁、嗜睡，甚至昏迷等精神症状。此外常见消化系统症状，食欲不振、便秘、腹胀、恶心、呕吐，尤其多见顽固性十二指肠球部溃疡。

(四) 高钙危象

本症的严重病例可出现重度高钙血症，伴明显脱水严重威胁生命，应予紧急处理。

【实验室检查】

(一) 血液检查

1. 血钙测定　反复测定血钙浓度对本症的诊断颇有价值。绝大多数患者血清总钙值增高，少数正常。可疑患者需反复测定，若多次血清钙值正常则要注意是否合并维生素 D 缺乏、骨软化症、肾功能不全、胰腺炎、甲状旁腺腺瘤栓塞和低蛋白血症等，为这些因素影响所掩盖，但测定血清游离钙仍多增高。

2. 血磷测定　约 50%～83%的患者血磷降低，但其诊断价值不如血清钙值增高。在肾衰竭时，血磷可升高或正常。

3. 血清碱性磷酸酶(ALP)测定　在排除肝胆系统疾病后，血清碱性磷酸酶增高则反映骨转换加快，二者间呈正相关。

4. 血清 PTH 测定　用放免法测定 PTH 中段氨基酸序列片段的活性最有特异性，80%～90%的原发甲旁亢患者血 PTH 增高，其升高程度与血钙浓度、肿瘤大小和病情严重程度相平行。如仅有血钙增高而 PTH 不增高，则应考虑恶性肿瘤或其他原因所致的高钙血症。继发性甲旁亢患者血 PTH 也可明显升高，但多数血钙正常、偏低，也有少数患者血钙升高。

5. 血清抗酒石酸酸性磷酸酶测定　本病累及骨时，其值常成倍增高。

6. 血浆 1,2-二羟胆骨化醇[1,25-$(OH)_2D_3$]增高是诊断本病的一项功能性指标，有重要的辅助诊断价值。

(二) 尿液检查

1. 尿钙测定　24 小时尿钙增多。低钙饮食 3.75mmol/d(150mg/d)以下，3 天后 24 小时尿钙大于 200mg 则支持甲旁亢的诊断。因尿钙排泄量可受维生素 D 和日光照射强弱、有无尿路结石以及肾小管钙回吸收能力等多因素的影响，故分析尿钙值时应做具体分析。

2. 尿磷测定　24 小时尿磷常增高。因尿磷受饮食和肾小管功能等因素影响，所以对诊断意义不大。

3. 尿 cAMP 测定　80%的甲旁亢患者尿 cAMP 排泄量明显增加，具有重要的辅助诊断价值。

4. 尿羟脯氨酸排泄量增高。

(三) 其他试验

1. 钙负荷 PTH 抑制试验　对血 PTH 正常或稍高的可疑病例可做此试验。给予快速滴注钙剂后，本病血 PTH 不被抑制(血 PTH 未见降低或尿磷降低小于 30%)。

2. 皮质醇抑制试验　上述检查不能确诊时可进行此试验。皮质醇 50～100mg/d 或强的松 30mg/d(分 2～3 次服)连续 10 日。原发性甲旁亢患者血清钙不下降，而由其他原因如类癌、结节病、多发性骨髓瘤、维生素 D 中毒引起者血钙下降。

3. 必要时可行肾小管磷重吸收率试验或磷廓清率试验，肾小管重吸收率低于83%或磷廓清率大于15ml/min有诊断价值。

(四) X线检查

1. 骨骼X线摄片 ①骨膜下皮质吸收，尤指骨内侧骨膜下皮质吸收常见，还可见颅骨斑点状脱钙和牙槽骨板吸收；②骨折或骨畸形；③囊肿样变化(少见)；④少数也可表现为骨硬化、异位钙化。

2. 肾盂X线摄片 可见尿路结石或肾实质钙沉着。

(五) 骨密度测定

骨密度减低，尤其影响皮质骨。

(六) 定位诊断

1. 颈部B超。

2. 放射性核素扫描 锝-99m(^{99m}Tc)和铊(^{201}Tl)双重放射性核素减影扫描，手术符合率为92%。

3. 颈部和纵隔CT扫描 对位于前上纵隔腺瘤的诊断符合率约67%。

4. 必要时可选用选择性静脉插管取血测PTH或动脉造影、颈部和纵隔磁共振检查。

【治疗方案及原则】

(一) 手术治疗

是治疗本症的根本方法。除高钙血症极轻微(在2.9mmoL/L或11.5mg/dl以下)或年老、体弱(如有严重肾衰竭)不能进行手术时，才考虑药物治疗。

1. 无症状而仅有轻度高钙血症的原发性甲状旁腺功能亢进症病例，随访时如有以下情况需手术治疗：

(1)X线摄片示出现骨吸收病变；

(2)肾衰竭；

(3)活动性尿路结石；

(4)血钙水平大于3mmol/L(12mg/dl)以上；

(5)血PTH较正常增高2倍以上；

(6)严重精神病、消化性溃疡病、胰腺炎、高血压等。

2. 手术注意事项

(1)手术过程中应尽可能检查4枚腺体，若4枚腺体均正常，应检查有无含腺瘤的第5个腺体或异位甲状旁腺；

(2)术中应做冰冻病理切片鉴定；

(3)如为腺瘤则做腺瘤摘除术，如为腺癌则宜做根治手术；

(4)异位腺体多数位于纵隔，可顺沿甲状腺下动脉分支追踪搜寻，常不必打开胸骨。

3. 术后处理 伴明显骨痛者，术后数日常出现低钙血症，表现为抽搐，需补充钙剂和维生素D数日，直至骨重新钙化，必要时需注意补镁。紧急情况下，应及时由静脉输入钙剂，或补充活性维生素D，如1,25-$(OH)_2D_3$，0.25～1.0μg/d，口服，或1α羟胆骨化醇[1α$(OH)D_3$]或25羟胆骨化醇[25-$(OH)D_3$]。

（二）药物治疗

1. 足量饮水和适量运动，忌用噻嗪类利尿剂，饮食中钙摄入量以中等度为宜。

2. 绝经后妇女可考虑试用雌激素治疗。

3. 西咪替丁 0.3～0.9g/d，分3次口服，可能抑制PTH合成和分泌，停药后易反跳。

4. 二膦酸盐类药物 如氯甲双膦酸盐和静脉滴注帕米二膦酸盐对血钙下降有效，但需严防高血磷及肾功能损害的发生。危重情况下，可加用抑制骨吸收的普卡霉素，单次剂量为25μg/kg，缓慢静注，必要时24～72h后重复一次。

（三）高血钙危象的处理

根据脱水程度，静脉滴注生理盐水4～6L/d，可缓解高钙血症。必要时，可用血液透析或腹膜透析以降低血钙。当血清钙降至3.25mmol/L以下时，对患者较为安全。降钙素可抑制骨吸收，2～8U/(kg·d)皮下或肌内注射，也可有助于缓解高钙血症。

（邱明才）

第十五章　继发性甲状旁腺功能亢进症

【概述】

继发性甲状旁腺功能亢进症(简称继发甲旁亢)是由于慢性肾功能不全、维生素D缺乏或抵抗以及肾小管受损等,甲状旁腺受到低钙血症、低血镁和(或)高血磷的长期刺激,出现增生和肥大,而分泌过多的PTH而导致出现以代偿性高血钙、高血磷、低血镁为特征的症候群。

继发性甲状旁腺亢进症的病因:

1. 维生素D伴钙缺乏造成的低血钙

(1)钙摄入不足或妊娠、哺乳期钙需要量增多。

(2)胃切除术后、脂肪泻、肠吸收不良综合征以及影响消化液分泌的肝、胆、胰慢性疾患,均可引起钙吸收不良。

(3)慢性肝病或长期服用抗癫痫药物造成肝内25-羟化酶活性不足,导致体内维生素D活化障碍,肠钙吸收减少。

(4)长期服用缓泻药或消胆胺造成肠钙丢失,苯巴比妥可以阻碍维生素D的活化,均能诱发低血钙。

2. 慢性肾脏疾病、慢性肾功能不全所致的1,25二羟维生素D_3缺乏

(1)慢性肾功能不全:肾脏排磷减少,导致磷酸盐潴留,高磷酸盐血症引起血钙降低;同时由于肾1α-羟化酶缺乏造成肠钙吸收不足,导致低血钙;在肾透析过程中补钙不足,同样造成低血钙。

(2)肾小管性酸中毒(如Fanconi综合征):尿中排出大量磷酸盐,致骨质中羟磷灰石含量不足,骨的钙库亏损,导致低血钙,间接刺激甲状旁腺,导致继发性甲旁亢。

(3)自身免疫性肾小管受损:许多自身免疫性疾病均可导致肾小管受损,活性维生素D缺乏,导致肠钙吸收障碍和骨矿化不良,诱发继发性甲旁亢。

3. 假性甲状旁腺功能亢进症　假性甲状旁腺功能亢进症是异位性内分泌综合征的一种。甲状旁腺外的器官,尤其是肺、肾、肝及胰腺等组织的恶性肿瘤分泌一种或几种不同的升血钙活性物质(如PTHrP),引发高血钙、低血磷和骨病变。

4. 三发性甲状旁腺功能亢进症　对病理因素的刺激反应过度,继发性甲旁

亢时间过长，甲状旁腺由代偿性功能亢进发展成自主性功能亢进，形成的腺瘤分泌过多的 PTH。

5. 其他内分泌疾病　各种原因所致的皮质醇增多症、降钙素分泌过多，均能引起继发性甲旁亢；绝经后骨质疏松症妇女机体内维生素 D 活化及肠钙吸收能力减弱，或由于肾脏清除 PTH 的速度减慢，导致血浆 PTH 升高。

6. 严重低血镁和锂盐治疗，均可诱发继发性甲状旁腺功能亢进。

【诊断要点】

1. 引起继发性甲旁亢的原发疾病的病史、症状、体征及实验室检查异常。

2. 血浆 PTH 增高；血钙降低或正常，与原发病变不同有关，三发性甲旁亢时血钙可高于正常；血磷在慢性肾衰竭患者中常增高，其余多数患者血磷低于正常；血碱性磷酸酶增高或正常。

3. 骨病变可表现为骨质疏松、骨软化症、纤维囊性骨炎和骨质硬化等多种形式。

【治疗方案及原则】

继发性甲旁亢的治疗主要是针对原发疾病，力图去除刺激 PTH 分泌的因素。

1. 对单纯性维生素 D 缺乏者，补充适量维生素 D 如 $1,25\text{-}(OH)_2D_3$，0.25～1.0μg/d，口服，或 1α 羟胆骨化醇[$1\alpha(OH)D_3$]或 25-羟胆骨化醇[$25\text{-}(OH)D_3$]和钙剂。

2. 慢性肾功能不全造成的继发性甲旁亢

(1)应用 $1\alpha(OH)D_3$ 或 $1,25\text{-}(OH)_2D_3$ 等活性维生素 D 制剂，以增加肠钙的吸收。

(2)口服钙剂或在透析液中增加钙含量。

(3)口服氢氧化铝或碳酸铝，以减少磷的吸收，降低血磷。

(4)口服心得安或甲氰咪胍，可以抑制 PTH 的分泌。

(5)肾移植可从根本上恢复肾功能。

3. 肾小管病变所致的低磷酸盐血症和维生素 D 代谢障碍，可口服中性磷和活性维生素 D 治疗。

4. 三发性甲旁亢，对甲状旁腺腺瘤或过度增生的甲状旁腺应手术切除，但手术的预后不良。

（邱明才）

第十六章 原发性甲状旁腺功能减退症（附：假性及假-假性甲状旁腺功能减退症）

【概述】

甲状旁腺功能减退症（hypoparathyroidism，简称甲旁减）是由于甲状旁腺激素（parathyroid hormone，PTH）合成或分泌减少而引起的钙、磷代谢异常。临床表现以神经肌肉兴奋性增高、低血钙、高血磷和异位钙化为特征。

本病较少见。主要见于颈部手术或放射损害后，如甲状腺切除手术时不慎切除了甲状旁腺或损伤了甲状旁腺血管，致使甲状旁腺缺如、萎缩或变性。其次见于特发性甲旁减，包括常染色体遗传的家族性和伴多种内分泌腺自身免疫性病变所致的散发性甲旁减。

【临床表现】

（一）神经肌肉症状

低血钙引起神经肌肉应激性增高。典型症状是手足搐搦。初期先有感觉异常，如口角、四肢麻木和刺痛，继而出现手足与面部肌肉痉挛和僵直，呈特征性的“鹰爪状”或“助产士手”。典型表现为双侧拇指内收，腕和掌指关节屈曲，指间关节伸展。体征有：①面神经叩击试验（Chvostek 征）阳性，即用手指叩击耳前 2～3cm 处面神经，引起同侧面肌抽动为阳性反应；②束臂加压试验（Trousseau 征）阳性，维持血压于收缩压与舒张压之间 3～5 分钟，若诱发出助产士型手抽搐为阳性反应。

部分患者以癫痫为首发或唯一的表现而误诊。癫痫发作可表现为大发作、小发作或癫痫持续状态，但无癫痫大发作所表现的意识丧失、尿失禁，抗癫痫药无效；还可出现锥体外系症状，如不自主运动、震颤、舞蹈样动作和共济失调。自主神经症状有肠痉挛、肠蠕动加快等，表现为腹痛、腹泻、便秘。少数患者可有颅内压增高、视乳头水肿。

（二）精神症状

可能是由于脑基底节钙化所致。轻者有兴奋、烦躁、恐惧、焦虑、忧郁、失眠、多梦和记忆力减退，重者出现妄想、幻觉、人格改变，甚至明显的精神病。

（三）外胚层组织营养变性

患者皮肤粗糙、脱屑，色素沉着，角化过度；毛发稀少脱落；指（趾）甲变脆、裂纹以至脱落；白内障；齿钙化不全，发育不良，出牙延迟，齿釉发育障碍，多龋齿。

口角可并发白色念珠菌感染。

（四）心脏表现

低血钙影响心肌细胞的电生理特征，心电图表现为心动过速、心律失常、ST段与QT间期延长、T波低平或倒置。长期低血钙使心肌收缩力严重受损，导致甲旁减性心肌病、心脏扩大、充血性心力衰竭。严重低血钙可刺激迷走神经，导致心肌痉挛而猝死。

（五）转移性钙化

多见于脑基底节（苍白球、尾状核、壳核），对称分布。其他软组织、肌腱、脊柱旁韧带亦可发生钙化。

（六）骨骼系症状

长期病例可有骨骼疼痛，以腰背、髋部多见。

【实验室检查】

1. 血钙降低　常低于2.0mmol/L。按血钙水平，本病分为5级：Ⅰ级为无低血钙，Ⅱ级间断出现低血钙，Ⅲ级、Ⅳ级、Ⅴ级血钙水平分别低于2.12mmol/L（8.5 mg/dl）、1.88mmol/L（7.5mg/dl）和1.63mmol/L（6.5mg/dl）。

2. 血磷增高　常大于2.0mmol/L。

3. 血镁　常伴有低血镁，严重者低于0.4mmol/L。

4. 血碱性磷酸酶正常。

5. 尿钙和尿磷均减低。

6. 尿cAMP明显减低。

7. 血清PTH和血清1,25-$(OH)_2D_3$均明显减低。

8. PTH试验　正常人注射PTH后，尿磷排泄量增至注射前的5～6倍，尿cAMP亦增高。甲旁减患者尿磷排泄量和尿cAMP较正常人增高明显。

9. 磷清除率试验　PTH可抑制肾小管对磷的重吸收，从而使尿磷排泄量增加。甲旁减患者磷清除率减低。本试验需在正常钙、磷饮食下进行才有意义。

10. 放射学检查　甲旁减患者X线示全身骨骼密度多正常，少数增加。部分特发性患者颅片基底节有钙化点。脑CT以基底节为中心的双侧对称性、多发性、多形性脑钙化为特点。

11. 脑电图　各导联基础节律出现广泛慢波化，伴爆发性慢波以及癫痫样放电改变。血钙纠正后，脑电图可恢复正常。

12. 心电图　变化见前述。

【治疗方案及原则】

治疗目标是补充活性维生素D与钙剂，使血钙接近正常，血磷下降，防止手足搐搦发作和异位钙化。

（一）急性低钙血症

立即予10％葡萄糖酸钙10～20ml（每10ml含元素钙90mg），缓慢静脉注射，或加入10％葡萄糖液20～40ml中，缓慢静脉注射，必要时4～6小时后重复给药。重症者可持续静脉滴注，10％葡萄糖酸钙100ml稀释于生理盐水或5％葡萄糖溶液500～1000ml内，以每小时不超过元素钙4mg/kg为宜，维持血钙水平在2.12～2.25mmol/L之内，避免发生高钙血症，以免出现心律失常或猝死。发作严重伴精神症状者，可辅以镇静剂以迅速控制搐搦及痉挛。

（二）慢性低钙血症

1. 钙剂　需补充元素钙1～2g/d，分次口服。孕妇、乳母、幼儿酌情增加。可口服葡萄糖酸钙、乳酸钙或碳酸钙，其1g含元素钙分别为100、130、400mg，1g元素钙约可使血钙升高0.12mmol/L。

2. 维生素D及活性代谢物　维生素D制剂可加速肠道钙吸收。常用制剂为维生素D_2，小剂量开始，逐渐增加，常用剂量为4万～12万U（1～3mg）/d。如维生素D_2效果不佳，可予1,25-$(OH)_2D_3$（骨化三醇）0.25～2.0μg/d，双氢速甾醇（AT-10）0.5～3.0mg/d，25(OH)D_3 20～100μg/d，其中以1,25-$(OH)_2D_3$生物活性最高，但价格较贵。

3. 磷　需限磷饮食，必要时口服氢氧化铝和噻嗪类利尿剂。

4. 镁　对病程长、低钙血症难以纠正者，补充镁可提高疗效，如25％硫酸镁10～20ml加入5％葡萄糖盐水500ml中静脉滴注。

5. 治疗监测　服用钙剂和维生素D制剂时，应定期监测血钙、血磷水平和尿钙排出量，以防高钙血症和泌尿系结石。维持血钙在2.12～2.25mmol/L，尿钙＜300mg/d，尿钙与尿肌苷比值小于0.4。

附：假性甲状旁腺功能减退症（pseudohypoparathyroidism）和假-假性甲状旁腺功能减退症（pseudo-pseudohypoparathyroidism）

（一）假性甲状旁腺功能减退症

本病是一种罕见的显性遗传性疾病，是由于PTH受体或受体后缺陷导致靶器官对PTH不反应或敏感性降低所致的血钙降低和血磷增高，产生与甲状旁腺功能减退症相似的生化及临床特点，但甲状旁腺本身无病变。低钙血症可刺激甲状旁腺增生。患者血清PTH常增高。本病患者可伴有多种先天性缺陷，如体态矮胖、圆脸、短颈、盾牌状胸廓、短指（趾）畸形，最常见于第4与第5指

(趾)骨缩短,多为对称性。常有智力低下和性功能异常。治疗同甲状旁腺功能减退症,1,25-$(OH)_2D_3$ 效果较佳。

(二) 假-假性甲状旁腺功能减退症

本病为特殊类型假性甲状旁腺功能减退症,即具有假性甲状旁腺功能减退症的躯体畸形而无生化及临床异常。无需特殊药物治疗。

(邱明才)

第十七章　皮质醇增多症

【概述】

皮质醇增多症又名库欣（Cushing）综合征，是多种原因使肾上腺皮质分泌过多的糖皮质激素（主要为皮质醇）所致。临床表现为满月脸、多血质外貌、向心性肥胖、皮肤紫纹、痤疮、高血压和骨质疏松等。由其主要病因可分两大类，即ACTH依赖性和非依赖性皮质醇增多症：前者包括垂体ACTH瘤或ACTH分泌细胞增生即库欣病人，分泌ACTH的垂体外肿瘤即异位ACTH综合征；后者包括自主性分泌皮质醇的肾上腺皮质腺瘤、腺癌或结节样增生。本病成人多于儿童，女性多于男性。

【临床表现】

可有下述症状与体征：

1. 向心性肥胖、水牛背、锁骨上脂肪垫、满月脸、多血质、皮肤菲薄、淤斑、宽大紫纹、肌肉萎缩。
2. 高血压、低血钾、碱中毒。
3. 糖耐量减退或糖尿病。
4. 骨质疏松　可有病理性骨折、泌尿系结石。
5. 性功能减退　男性可有阳痿，女性可有月经紊乱、多毛、不育等。
6. 儿童生长、发育迟缓。
7. 神经、精神症状。
8. 易感染、机体抵抗力下降。

【实验室检查】

血浆皮质激素及其代谢物浓度增高是确诊本症的基本依据，但对临床表现不典型的轻、中度或早期患者常需结合各种动态试验，才能作出正确诊断。

（一）血和尿中肾上腺皮质激素及其代谢产物的测定

1. 血浆总皮质醇(F)测定　大多数患者的清晨血皮质醇可在正常范围或轻度升高，夜间睡后1h几乎总是升高，失去正常的节律。但许多因素可影响其测定值，如各种应激、某些药物（糖皮质激素、雄激素类及口服避孕药等）和严重肝、肾功能不良等。

2. 24h尿游离皮质醇(UFC)测定　其值可反映肾上腺皮质激素总的日分

泌量，当本症时其值升高。它不仅是肾上腺皮质功能的可靠判断指标，也是地塞米松(DXM)抑制试验的良好观察指标。

3. 尿17羟皮质类固醇(17-OHCS)测定　在所有类型的库欣综合征中均增高。

4. 尿17酮类固醇(17-KS)测定　17-KS为雄性激素代谢产物的总和，包括雄酮、脱氢表雄酮、雄烯二醇及雄烯二酮等。在反映肾上腺皮质功能准确性方面17-KS不如17-OHCS和尿游离皮质醇，但它具有以下两方面的临床意义：①当肾上腺癌伴或不伴Cushing综合征时，其值较17-OHCS增高显著，而肾上腺腺瘤却倾向于降低或正常；②在正常人和ACTH依赖性Cushing综合征患者中，尿17-KS排泄量是17-OHCS的1.5～2.0倍。

(二) 下丘脑-垂体-肾上腺皮质轴功能的动态试验

1. CRH兴奋试验　主要应用于本征的病因诊断。肾上腺性或垂体性Cushing综合征对外源性CRH反应正常，大多数患者血浆ACTH水平比基础值升高2～4倍，而血浆皮质醇浓度反应较不一致。但异位ACTH分泌性肿瘤或自主性肾上腺皮质肿瘤对CRH无反应。

2. 地塞米松(DXM)抑制试验

(1)小剂量DXM抑制试验(午夜一次给药)：主要用于本症与下丘脑-垂体-肾上腺皮质轴功能正常的其他疾病，如原发性(单纯性)肥胖症的鉴别诊断。本法是筛选和诊断本症快速而可靠的试验。

(2)大剂量DXM抑制试验：在小剂量DXM抑制试验的基础上(不受抑制)，为进一步鉴定其病因和定位，可将DXM量加至2mg，4次/日，连续两天，若仍不受抑制，提示肾上腺自主性腺瘤、癌或异位ACTH分泌综合征。

3. 血浆ACTH测定　有病因诊断价值，若ACTH呈正常高值或明显升高，即ACTH依赖性；若降低或测不出提示为非ACTH依赖，即可能为肾上腺皮质腺瘤或增生。

4. 甲吡酮试验　主要用于鉴别本症为垂体性还是肾上腺性。

正常人口服甲吡酮后，17-OHCS较对照值增高100%，而血浆皮质醇浓度降至对照值的1/3以下，由垂体ACTH瘤引起者，服甲吡酮后皮质醇合成减少，使ACTH分泌进一步增加，并刺激双侧肾上腺皮质，故血浆ACTH、11-脱氧皮质醇或尿17-OHCS均显著增加。而肾上腺皮质腺瘤或癌，因其自主性分泌大量皮质醇，抑制了垂体ACTH的分泌，同时其周围正常的肾上腺皮质已严重萎缩，故异位ACTH分泌综合征或肾上腺非ACTH依赖性肿瘤等，均对甲吡酮无反应。

(三) 影像学检查

1. 肾上腺B超 可发现大多数肾上腺肿瘤，应作为首选。若肿瘤较小时，应进一步作CT或MRI。

2. 垂体CT或MRI 常应用垂体瘤的诊断，因垂体分泌ACTH的腺瘤80%～90%为微腺瘤，故一般需采用蝶鞍加强的CT或MRI，2～3mm连续断层扫描，一般能检出直径在4～5mm以上的肿瘤，检出率可在60%以上。

【诊断要点】

(一) 确定诊断

首先确定皮质功能是否亢进，即是否存在血浆皮质醇水平过高（功能诊断），当确定为皮质醇增多症后，则需进一步明确病因及原发病变的部位（病因和定位诊断）。

(二) 功能诊断

患者若有典型的临床表现，则提示可能为本症，但确诊仍需实验室检查证实：如血皮质醇(F)增高；正常昼夜节律消失；UFC增高；尿17-OHCS、17-KS增高；小剂量DXM不受抑制等。

(三) 病因和定位诊断

应首先测定血ACTH值来区分ACTH依赖性或非依赖性，必要时作大剂量DXM抑制试验、CRH兴奋试验或甲吡酮试验。

最后作垂体、肾上腺B超、CT或MRI。

【治疗方案及原则】

(一) 手术治疗

1. 库欣病 应首选经鼻经蝶窦显微手术切除垂体ACTH分泌瘤；如不能做上述手术，则行一侧肾上腺全切除、另一侧肾上腺大部切除，然后行垂体放疗；还可行双侧肾上腺全切除术及部分肾上腺自体移植加垂体放疗。

2. 异位ACTH综合征 尽可能发现和手术切除分泌ACTH的原发肿瘤及转移瘤。

3. 肾上腺肿瘤 手术切除肾上腺腺瘤或腺癌。

(二) 药物治疗

1. 氨鲁米特(氨基导眠能) 可抑制皮质醇生成，一般用于不能进行手术治疗的病人，或用于术前辅助治疗。用量0.25～0.5g，3次/日，服药过程中应监测肾上腺皮质功能，如出现肾上腺皮质功能减低时，可将药物减量或加用小剂量肾上腺皮质激素治疗。

2. 密妥坦(三氯苯三氯乙烷，OP'-DDD) 可抑制皮质醇生成及肿瘤生长，用于肾上腺皮质癌的治疗。

3. 肾上腺皮质激素 肾上腺肿瘤所致的库欣综合征，在手术切除肾上腺腺瘤后，会出现暂时性肾上腺皮质功能减低，可酌情补充肾上腺皮质激素半年至一年，并逐渐减量至停用。

（三）放射治疗

1. 库欣病 于肾上腺手术后行垂体放疗，常用加速器。

2. 异位 ACTH 综合征 如类癌或手术后的辅助治疗。

（陆召麟）

第十八章　肾上腺皮质功能减退症

【概述】

肾上腺皮质功能减退症按病因可分为原发性和继发性，按病程可分为急性和慢性。原发性肾上腺皮质功能减退症中最常见的是艾迪生（Addison）病，其常见病因为肾上腺结核或自身免疫性肾上腺炎；少见的病因包括深部真菌感染、免疫缺陷、病毒感染、恶性肿瘤、肾上腺广泛出血、手术切除、肾上腺脑白质营养不良及 POEMS 病等。继发性肾上腺皮质功能减退症，最常见于长期应用超生理剂量的糖皮质激素，也可继发于下丘脑-垂体疾病，如鞍区肿瘤、自身免疫性垂体炎、外伤、手术切除、产后大出血引起垂体大面积梗塞坏死，即希恩（Sheehan）综合征等。

【临床表现】

慢性肾上腺皮质功能减退症患者，一般起病隐匿，病情逐渐加重，当临床症状明显时，肾上腺病变已很严重。主要表现为：乏力，皮肤黏膜有特征性的色素沉着，食欲不振，体重下降，血压正常或偏低，血钾、钠水平在平时尚可正常，但尿钠增加，尿钾减少。

继发性肾上腺皮质功能减退症者大致与原发性者相似，但没有色素沉着，皮肤比较苍白，水盐代谢紊乱也不严重。

不论原发性还是继发性肾上腺皮质功能减退症，在严重应激状态下（如高热、外伤、手术、严重精神创伤），都可能出现肾上腺危象。肾上腺危象可危及病人生命，主要表现为恶心、呕吐、腹痛、腹泻、脱水、休克、心率快、精神淡漠、嗜睡乃至死亡。

【实验室检查】

（一）原发性肾上腺皮质功能减退症

1. 血浆皮质醇（F）和 24 小时尿游离皮质醇（UFC）或 17-羟皮质类固醇（17-OHCS）水平明显低于正常。

2. 血浆 ACTH 水平明显高于正常。

3. 血 F 或 UFC/17-OHCS 对 ACTH 兴奋试验无反应，即使反复刺激 3～5 天反应也不明显。

4. 抗肾上腺组织自身抗体的检测，有利于肾上腺病变性质的病因鉴别。

(二) 继发性肾上腺皮质功能减退症

1. 有相应的病史。

2. 血F和UFC/17-OHCS低于正常值。

3. 血浆ACTH水平正常或低下。

4. 血F或UFC/17-OHCS对ACTH兴奋试验呈低反应,连续刺激后可以改善(延迟反应)。

(三) 肾上腺危象

1. 急查血K、Na、Cl、BUN、Cr和血糖,有条件时应做血气分析。

肾上腺危象患者可有低血钠、高血钾、代谢性碱中毒,BUN可有轻度升高。

2. 急送血F检查,肾上腺危象患者血F应≤20μg/dl。由于血F结果出来慢,处理主要根据临床表现。

【治疗方案及原则】

1. 替代治疗 应用生理量的糖皮质激素。艾迪生病应用氢化可的松,早上20mg,下午(4~6点)10mg,或可的松早上25mg,下午12.5mg。继发性肾上腺皮质功能减退症者可用强的松早上5mg,下午2.5mg。上述剂量可根据病人的实际情况作适当调整。

2. 在轻度应激情况下(如发热38℃以下,小手术等),上述激素量应增加2~3倍。在中等以上手术、严重外伤等应激情况下,应静脉滴注氢化可的松100~200mg/24h。

3. 当病人同时服用利福平时,激素剂量要适当加大。

4. 肾上腺危象时,先静脉注射琥珀酸氢化可的松100mg,头24小时内静脉滴注氢化可的松300~400mg。在危象基本控制后,3~7天内将激素剂量逐渐减至平时的替代剂量。同时应补充足够的液体,纠正水、电解质和酸碱平衡紊乱,给予有效的抗生素治疗,尽快消除引起危象的诱发因素。

(陆召麟)

第十九章　原发性醛固酮增多症

【概述】

原发性醛固酮增多症(简称原醛症)是一种因肾上腺皮质肿瘤或增生、分泌过多的醛固酮所致的,以高血压、低血钾、低血浆肾素及高醛固酮为主要特征的疾病。

本症的病因以分泌醛固酮的肾上腺皮质腺瘤为多见（又称 Conn 综合征),约占原醛症的 60%～90%。多为单侧腺瘤,左侧较右侧多见,直径多在 2cm 以下,包膜完整。70%的腺瘤见于女性,原因不明。少见由分泌醛固酮的肾上腺癌所致,约占 1%。近年,又发现一种由 11β-羟化酶的基因 5'-端调节区（受 ACTH 调控)和编码醛固酮合成酶的序列交叉融合所致的糖皮质激素可抑制性原醛症。本症多见于青少年男性,可为家族性或散发性,家族性者常呈常染色体显性遗传。

【临床表现】

(一) 高血压

为本症最主要和最早出现的症状,多数患者表现为缓慢进展的中度高血压,少数为恶性、急进性高血压。常用的降压治疗效果欠佳。持续、长期的高血压可致心、脑、肾损害。

(二) 低血钾所致神经肌肉症状

本症由于血醛固酮水平持续过高,约 80%～90%的患者可出现自发性低钾血症（约为 2.0～3.5mmol/L),及因缺钾而引起神经、肌肉、心和肾的功能障碍。一般血钾愈低,神经肌肉症状愈重。常表现为肌无力、发作性软瘫、周期性瘫痪、心律失常;长期低钾可影响肾脏浓缩功能,可有口渴、多饮、多尿、夜尿增多,常易并发尿路感染,严重者可致肾功能障碍。劳累或服用排钾利尿药可促发或加重症状。瘫痪多累及下肢,严重者可致呼吸和吞咽困难。补钾后肌无力、瘫痪等症状缓解,但常复发。

(三) 其他

儿童患者可有生长、发育迟缓,可能与长期缺钾等代谢紊乱有关。此外,低血钾可抑制胰岛素的分泌和使其生物学作用减弱,约半数患者可出现糖耐量减退,偶尔可出现糖尿病。长期低血钾可致心脏受累,常表现为心律失常:早搏或阵发性室上性心动过速，严重者可致心室颤动。

【实验室检查】

临床常表现为高血压、自发性低血钾、低肾素及高醛固酮血症、发作性肌无力、麻痹等。

（一）血、尿生化检查

1. 血钾　大多数患者血钾降低，一般在2～3mmol/L，严重者更低，但少数患者有时也可正常。低血钾常呈持续性，也可为波动性。多种因素可影响血钾水平，如低钠饮食可使本症患者的血钾正常，故若尿钠排泄＜100mmol/24h时应增加钠的摄入（NaCl 6g/d），连续5天后再复测血钾。

2. 尿钾　本症患者的尿钾排泄量常＞20mmol/24h，但测定前应停服利尿剂2～4周。尤在低血钾时，尿钾仍在25mmol/24h以上者应疑及本症。

3. 血钠　一般在正常高值或略高于正常上限。

4. 血pH和动脉血气分析　血pH和CO_2结合力常为正常高值或略高于正常，呈轻度代谢性碱中毒。

（二）血、尿醛固酮测定

血、尿醛固酮增高是本病的特征性表现，是诊断的关键指标，但多种因素会影响其测定值，如血钾过低时醛固酮增高常不明显，常需补钾后重复测定。血浆醛固酮分泌呈昼夜节律：清晨醒后最高，入睡时最低。体位对正常人的血浆醛固酮有明显影响：直立位可显著增高其水平。其他影响因素如限钠或利尿。采集标本时必须考虑上述因素，力求规范化。必要时，需纠正条件后重复多次测定。方法：在普食（含钠160mmol/d，钾60mmol/d）7天后，上午8时，空腹卧位取血，然后立位2小时后再取血，最好立即分离血浆。

（三）血浆肾素和血管紧张素Ⅱ测定

原醛症患者醛固酮水平增高抑制了肾素活性，即使在低钠饮食、利尿剂及直立刺激下，也不能明显升高，而继发性醛固酮增多症则相反，肾素活性却增高。但血浆肾素活性（PRA）受钠盐摄入量、体位、某些药物尤其是血管紧张素转换酶抑制剂（ACEI）、螺内酯等的影响，应注意鉴别。必要时，在排除影响因素后重复测定。

（四）动态试验

在上述检查仍不能明确诊断时，可采用下列试验作进一步鉴别：

1. 盐负荷试验　增加钠盐摄入或静脉输注盐水或给予外源性盐皮质激素，或上述几种方法的联合使用，可增加盐负荷，血容量扩增而抑制肾素-血管紧张素系统（RAS），使PRA和醛固酮水平下降，但在腺瘤性醛固酮增多症（APA），自主性醛固酮分泌不受抑制而特发性醛固酮增多症（IHA）却受抑制。因此本试验既可用于原醛的诊断，也可用于APA和IHA的鉴别。盐负荷试验可能诱发血钾正常的原醛症患者发生低血钾，应严密观察。另外，当给予高钠饮食（>200mmol/d）时尿醛固酮排泄量不受抑制，也可作为原醛症的诊断试验。

2. ACEI试验　正常人在无盐负荷时，给予ACEI（如开搏通）可降低血醛固酮水平，而本症患者却不受ACEI抑制，血醛固酮水平并不下降。

3. 地塞米松（DXM）抑制试验　本试验对鉴别糖皮质激素可抑制性醛固酮增多症（GSH）有意义。在给予DXM后测直立位血醛固酮水平，若受抑制者为GSH或IHA，不受抑制者为APA。

（五）定位诊断

1. 肾上腺静脉造影和肾上腺静脉插管、取血、测醛固酮。肾上腺静脉插管有一定的技术难度（尤其很难进入右肾静脉），并可致一些并发症（如静脉栓塞等）。若肿瘤直径>1cm，目前用CT或MRI较易作出诊断，除非CT和MRI无法确认和识别，而生化指标又指示APA，才考虑采用此法。在单侧APA中，肿瘤侧静脉所取血样的醛固酮水平显著高于对侧血或循环血中水平。

2. 放射性碘化胆固醇肾上腺扫描和显像　应用^{131}I或^{35}Se-6-硒-甲基胆固醇作肾上腺显像，可区分APA和IHA。用DXM预处理后，应用B-^{131}I-甲基碘-19-异胆固醇（NP-59），可进一步提高诊断的准确性。如患者预先服用过螺内酯则会影响显像，应停药6周以上。DXM用量一般较大（1mg，4次/日），并应给予复方碘液或KI封闭甲状腺。

3. 肾上腺CT或MRI显像　已广泛应用，用CT 2～3mm连续断层扫描，一般能准确地诊断直径7mm以上的肿瘤，但对一些更小的肿瘤很易漏诊。

【诊断要点】

1. 高血压患者如伴肌无力、瘫痪、多尿、多饮、低钾血症等时，应怀疑本病。

2. 实验室检查证实低血钾、低PRA、血和尿醛固酮增高时，诊断即可成立。

3. 血钾降低是诊断本症的关键，但血钾正常也不能完全排除本病，若高醛固酮且不被高钠负荷产生的高血容量所抑制、低PRA且不受立位及低钠所刺激、正常血皮质醇水平应高度怀疑本症，应作进一步的动态试验和定位检查。

【治疗方案及原则】

原则：治疗方案的确定取决于原醛症的病因和患者对药物的反应。APA者应首选手术治疗，而IHA者除原发性肾上腺增生者可采用次全或双侧肾上腺切除术外，不宜采用手术治疗，可采用相应的药物治疗。

（一）手术治疗

APA者术前应常规口服螺内酯，降低血压，使血钾正常，恢复对侧被抑制的球状带的反应性。一般术前应至少给予螺内酯（安体舒通）400mg/d，4～6周。

(二)药物治疗

适用于术前准备、IHA及各种原因不能手术者。

1. 醛固酮拮抗剂 螺内酯200～400mg/d,待血钾、血压恢复至正常后,减至维持量50～120mg/d。常见的副作用有上腹部不适、阳痿、男性乳腺发育和月经紊乱。

2. 肾远曲小管钠交换抑制剂 阿米诺利(amiloride),尤适用于对螺内酯有显著副作用者,20～40mg/d,可减少钾的丢失。

3. 醛固酮合成阻断剂 如3β-羟类固醇脱氢酶抑制剂trilostane,可降低IHA和APA的血压。OP'-DDD也可应用于分泌醛固酮的肾上腺癌的治疗。

4. 钙通道拮抗剂 硝苯吡啶30～60mg/d,可与螺内酯60～120mg/d同用。

5. 钾制剂 如患者肾功能不全或不能耐受螺内酯的不良反应时,可用硝苯吡啶加补达秀、缓释钾或其他钾盐治疗,视血钾、血压变化调整剂量。

6. 糖皮质激素 对GSH患者,应给予足以抑制ACTH分泌的外源性糖皮质激素,通常用DXM 2mg/d,睡前1.5mg,起床时0.5mg。待血钾、醛固酮、PRA和血压恢复正常后,持续应用维持量约为0.5mg/d。

(曾正陪)

第二十章　先天性肾上腺皮质增生症

【概述】

先天性肾上腺皮质增生症(congenital adrenal hyperplasia,CAH)是由于肾上腺皮质激素生物合成酶系中某种或数种酶的先天性缺陷,使皮质醇等激素水平改变所致的一组疾病。常呈常染色体隐性遗传。由于皮质醇水平降低,负反馈抑制垂体释放 ACTH 的作用减弱,致 ACTH 分泌过多,肾上腺皮质增生和分泌过多的该酶作用前合成的激素和前体物。其临床表现和生化改变取决于缺陷酶的种类和程度,可表现为糖、盐皮质激素和性激素水平改变和相应的症状、体征和生化改变,如胎儿生殖器发育异常、钠平衡失调、血压改变和生长迟缓等。

按缺陷酶的种类,可分为五类:①21-羟化酶(CYP21)缺陷症,又分为典型失盐型、男性化型及非典型型等亚型;②11β-羟化酶(CYP11β)缺陷症,又可分为Ⅰ和Ⅱ型;③3β-羟类固醇脱氢酶(3β-HSD)缺陷症;④17α-羟化酶(CYP17)缺陷症,伴或不伴有 17,20-裂链酶(17,20LD)缺陷症;⑤胆固醇碳链酶缺陷症。

临床上以 21-羟化酶缺陷症为最常见,占 90%以上,其发病率约为 1/4500 新生儿,其中约 75%为失盐型,其次为 11β-羟化酶缺陷症,约占 5%~8%,其发病率约为 1/5000~7000 新生儿。其他类型均为罕见。

【临床表现】

(一) 21-羟化酶缺陷症

最常见,分为三个亚型:①单纯男性化型;②经典失盐型;③非典型失盐型。

1. 单纯男性化型　由于 21-羟化酶缺陷,使皮质醇合成通路中的 17-羟孕酮不能转化为 11-脱氧皮质醇,导致皮质醇缺乏和 17-羟孕酮、孕烯醇酮、17-羟孕烯醇酮、孕酮等前体物产生过多,后者可转化为肾上腺雄激素,包括脱氢表雄酮(PHEA)、Δ4-雄烯二酮(Δ4-A)和睾酮过多。

高肾上腺雄激素所致的男性化表现:外生殖器出现不同程度的假两性畸形。阴蒂肥大,阴唇融合和尿生殖窦。本征是女性假两性畸形最常见的原因。男胎儿的外生殖器分化影响较小,可出现大阴茎和小睾丸。由于皮质醇缺乏、高 ACTH 水平,致两性外生殖器等部位的皮肤和黏膜色素沉着。患儿早期生长加速,躯体高大而肌肉强健,后期因骨骺愈合过早,致最终身高低于其双亲的平均身高。其次,面部、腋、阴毛过早出现,可有暂时性秃顶和痤疮。女性可有性发育迟缓，原发性闭经或月经不规则，不育伴或不伴多毛症，男性可出现小睾丸和无精子症。

2. 经典失盐型　表现为低钠、高钾血症和高尿钠，血清醛固酮水平降低（低于5.0ng/dl），伴血浆肾素活性（PRA）增高[高于100ng/(ml·h)]，血容量降低，低血压、脱水和代谢性酸中毒等。患儿出生后2周内可出现低血容量、低血糖症等肾上腺危象，可迅速导致休克和死亡。

3. 非典型失盐型　21-羟化酶缺陷程度较轻者，临床表现不如前两型典型和严重。一般女婴不会出现明显的假两性畸形。临床表现差异甚大，可于任何年龄发病并逐渐加重。虽一般无外生殖器畸形，但可出现不同程度的男性化表现。极轻者可无任何临床表现，仅能通过家系分析、基因突变检测才可发现。

（二）11β-羟化酶缺陷症

11β-羟化酶是糖和盐皮质激素生物合成所共同需要的，可分为典型和非典型型二类。

1. 典型型　可出现高血压、高钾血症、低钠血症、血容量降低等盐皮质激素缺乏的症状和不同程度的男性化表现。

高血压是本型的特征性表现，借此可与21-羟化酶缺陷症相鉴别。约有1/3的患者伴左心室肥厚和视网膜病变。实验室检查可见血浆DHEA、Δ4-A、睾酮、去氧皮质酮（DOC）和17-酮类固醇（17-KS）增高。

2. 非典型型　非典型型者血压往往正常或轻度升高，出生时外生殖器一般正常，女性患者在青春期前后可出现轻度阴蒂肥大、多毛和月经稀少等。实验室检查无典型型者的生化异常，而在ACTH兴奋后，血11-去氧皮质酮和DOC可明显升高。

（三）3β-羟类固醇脱氢酶缺陷症

本病为单基因常染色体隐性遗传。典型型患者，表现为高血压失盐和男性假两性畸形（不同程度的小阴茎、尿道下裂、泌尿生殖窦或盲端阴道，而睾丸常位于阴囊中）。多数有男性乳房发育，女性患者则出现轻至中度男性化（阴蒂肥大、阴唇融合等女性假两性畸形）。多数患者可伴有失盐表现。非典型型患者病情一般较轻，女性常有多毛、痤疮、月经稀少和不育等雄激素过多的表现。在多囊卵巢综合征妇女中，约有50%为本病，ACTH兴奋试验有助于两者的鉴别。

实验室检查：在典型型患者中，血浆Δ5-类固醇（如孕烯醇酮、17α-羟孕烯醇酮和DHEA）水平升高，尿中Δ5-类固醇的代谢产物（如孕三醇和16-孕三醇）水平升高，以及血浆或尿中Δ5/Δ4类固醇比值升高。某些非典型型者可能上述指标变化不显著，则需进行ACTH兴奋试验。在ACTH刺激后，血浆17α-羟孕烯醇酮、DHEA和24h尿中17-KS水平均显著升高，17α-羟孕烯醇酮/17α-羟孕酮比值以及17α-羟孕烯酮/皮质醇比值均大于正常值的2个标准差以上。

(四) 17α-羟化酶/17,20裂链酶缺陷症

为常染色体隐性遗传。男性患者可出现完全的假两性畸形，即外生殖器可为幼稚型女性，有盲端阴道，内有小睾丸或小阴茎，尿道下裂伴男性乳房发育。女性患者在青春期第二性征不发育，原发性闭经，无阴毛和腋毛。同时伴低钾血症、代谢性碱中毒和低肾素性高血压。实验室检查：血浆17α-羟类固醇（包括皮质醇、11-去氧皮质醇、17α-羟孕酮、雄激素、雌激素等）水平极低或测不出，24h尿中17-KD和17-羟类固醇(17-OHCS)排量极少，而且在ACTH刺激后也不增高，而血浆孕烯醇酮、孕酮、DOC、皮质酮及其18羟化物均增高，对ACTH刺激呈过强反应并受外源性糖皮质激素的抑制。血PRA和醛固酮水平极低，同时可伴低血钾和碱中毒。在糖皮质激素治疗后，可随着DOC下降而回升至正常水平。18-羟皮质酮/醛固酮的比值增高具诊断意义。

(五) 胆固醇碳链酶缺陷症

为CAH中病情最为严重的类型，极罕见。为常染色体隐性遗传。大量的胆固醇和脂质积聚在肾上腺皮质细胞内，呈现明显增生的脂肪样外貌，故又称类脂性肾上腺皮质增生症。

患者出生时无任何异常，出生后第二周左右出现严重的失盐表现：昏睡、呕吐、腹泻、脱水、体重下降、低血压、低钠血症、高钾血症、高尿钠和代谢性碱中毒、色素沉着等。如未经及时诊断和治疗，往往迅速死于肾上腺危象。

【实验室检查】

其特征性生化改变为血浆和尿中测不到任何类固醇激素，而ACTH和PRA水平却极高。

【诊断要点】

正如前述，CAH有多种临床类型，由于基因缺陷的遗传背景不同，其临床表现和生化改变表现各异，但有些是共同具有的，有些却是特征性的，结合实验室检查尤其各种兴奋和抑制试验可有助于诊断。

若新生儿就出现假两性畸形，伴失盐症候群，但血压正常，则应首先考虑21-羟化酶缺陷症。随着年龄增长，其雄激素过多所致表现愈明显，再加实验室检查证实其血浆17-OHP、DHEAs、雄烯二酮、孕酮和尿17-KS均增高，ACTH兴奋后均进一步增高，即可确诊。

若患者有雄激素过多的表现，同时又伴有高血压，则应考虑可能为11β-羟化酶缺陷症，再经测定血浆17-OHP、DHEA、Δ4-A、DOC和11-去氧皮质醇基础值均增高，并在ACTH刺激下进一步增高即可确诊。

3β-羟类固醇缺陷症，一般可通过临床症状和血浆或尿Δ5/Δ4类固醇比值明显增高获得诊断。

17α-羟化酶缺陷症，患者的典型临床表现为女性以及外表为女性的患者，却有女性第二性征不发育、原发性闭经和低肾素性高血压的表现，或者外生殖器性别难辨的患者有低肾素性高血压、低血钾和碱中毒的表现，ACTH 或 HCG 兴奋试验可进一步确诊。

胆固醇碳链酶缺陷症，极罕见。对有皮质功能不足症候群的新生儿，有假两性畸形的男性（核型为 46，XY），出生后不久即出现肾上腺皮质功能减退的危象，均应疑及此症。若进一步测定肾上腺皮质或性激素水平均极低，即可确诊。

【治疗方案及原则】

激素替代治疗是各种类型 CAH 共同的治疗方案，应按实际缺乏的激素种类和程度给予合适的个体化治疗。

（一）糖皮质激素替代治疗

给予合适量的外源性糖皮质激素即可替代、补充患者内源性糖皮质激素的不足，又可反馈抑制 ACTH 的过量分泌，达到改善症状的目的。通常选用氢化可的松，口服，起始剂量应足够抑制 ACTH 的过度分泌，待各种生化指标和临床表现均取得显著改善后，逐渐减量至维持量（一般为氢化可的松 20～40mg/d，分 2 次口服，一般早 2/3、晚 1/3），应强调剂量的个体化。一般需终身替代，并在各种应激情况下酌情增加剂量。

（二）盐皮质激素替代治疗

对于伴有失盐表现的 CAH 者，在补充糖皮质激素的同时还需加用适当的盐皮质激素替代治疗。在适当增加每日饮食中食盐量的同时，给予一定量的 9α-氟氢可的松，常用剂量：婴幼儿为 0.05～0.15mg/d，年长儿和成人为 0.15～0.30mg/d。绝大多数失盐型 CAH 患者，成年后可停止盐皮质激素的替代治疗。

（三）其他

性分化异常的纠正需合理和审慎，应依据染色体核型、内、外生殖器的特点、家庭、社会、患者心理等综合因素确定。性别确定后，才能进行相应的整形手术和性激素替代治疗。

其他对症治疗包括降压、补钾、纠正电解质和酸碱失衡。

本症的早期诊断尤其是产前诊断，对 CAH 某些类型的预后至关重要。

（罗　敏）

第二十一章 嗜铬细胞瘤

【概述】

嗜铬细胞瘤是由于嗜铬细胞肿瘤或增生并分泌过多儿茶酚胺所致的疾病。肿瘤细胞大多来源于肾上腺髓质，少数来源于肾上腺外的嗜铬细胞。由于肿瘤或增生细胞阵发或持续性分泌过量的儿茶酚胺（CA）及其他激素（如血清素、血管活性肠肽、肾上腺髓质素和神经肽 Y 等），而导致血压异常（常表现为高血压）与代谢紊乱症候群。某些患者可因长期高血压致严重的心、脑、肾损害或因突发严重高血压而导致危象，危及生命，但如能及时、早期获得诊断和治疗，又是一种可治愈的继发性高血压病。

【临床表现】

本病的临床表现个体差异甚大：从无症状和体征至突然发生恶性高血压、心衰或脑出血等。其常见症状和体征如下：

（一）心血管系统

1. 高血压　为本症的主要和特征性表现，可呈间歇性或持续性发作。典型的阵发性发作常表现为血压突然升高，可达 200～300/130～180mmHg，伴剧烈头痛，全身大汗淋漓、心悸、心动过速、心律失常，心前区和上腹部紧迫感、疼痛感、焦虑、恐惧或有濒死感、皮肤苍白、恶心、呕吐、腹痛或胸痛、视力模糊、复视，严重者可致急性左心衰竭或心脑血管意外。发作终止后，可出现面部及全身皮肤潮红、发热、流涎、瞳孔缩小等迷走神经兴奋症状和尿量增多。阵发性发作可由情绪激动、体位改变、创伤、灌肠、大小便、腹部触诊、术前麻醉或某些药物（如组胺、胍乙啶、胰高糖素、多巴胺拮抗剂、安非他命、儿茶酚胺再摄取阻断剂和单胺氧化酶抑制剂等）促发。发作持续时间不一，短至数秒或长至数小时以上。发作频率不一，多者一日数次，少者数月一次。随病程进展发作渐频渐长，一般对常用的降压药效果不佳，但对 α-肾上腺能受体拮抗剂、钙通道阻滞剂有效。若高血压同时伴上述交感神经过度兴奋、高代谢、头痛、焦虑、烦躁、直立性低血压或血压波动大，尤其发生于儿童或青年时，应高度怀疑为本病。少数患者（多为儿童或青年）可表现为病情发展迅速，呈急进性恶性高血压，舒张压可高于 130mmHg，眼底损害严重，短期内可出现视神经萎缩以及失明，可发生氮质血症、心衰或高血压脑病。

2. 低血压、休克 本病也可发生低血压或体位性低血压，甚至休克或高血压和低血压交替出现。

3. 心脏 大量儿茶酚胺可致儿茶酚胺性心脏病，可出现心律失常如早搏、阵发性心动过速、心室颤动。部分病例可致心肌退行性变、坏死、炎性改变等心肌损害，而发生心衰。长期、持续的高血压可致左心室肥厚、心脏扩大和心力衰竭。

(二) 代谢紊乱

高浓度的肾上腺素作用于中枢神经系统，尤其是交感神经系统而使耗氧量增加，基础代谢率增高可致发热、消瘦。肝糖原分解加速及胰岛素分泌受抑制而使糖耐量减退，肝糖异生增加。血糖升高及出现尿糖。大量儿茶酚胺又可加速脂肪分解，使血游离脂肪酸增高而致血脂异常。大量儿茶酚胺也可促使血钾进入细胞内及肾素和醛固酮分泌增加，排钾过多，少数可出现低钾血症。也可因肿瘤分泌甲状旁腺激素相关肽(PTHrP)而致高钙血症。

(三) 其他表现

过多的儿茶酚胺使肠蠕动及张力减弱，故可致便秘、肠扩张、胃肠壁内血管发生增殖性或闭塞性动脉内膜炎，致肠坏死、出血或穿孔；胆囊收缩减弱，Oddi括约肌张力增强，可致胆汁潴留、胆结石。病情严重而病程长者可致肾衰竭。膀胱内嗜铬细胞瘤患者排尿时，可诱发血压升高。在大量肾上腺素作用下血细胞发生重新分布，使外周血中白细胞增多，有时红细胞也可增多。此外，本病可为Ⅱ、Ⅲ型多发性内分泌腺瘤综合征(MEN)的一部分，可伴发甲状腺髓样癌、甲状旁腺腺瘤或增生、肾上腺腺瘤或增生。

本病也可并发其他神经细胞肿瘤，如多发性神经纤维瘤、多发性神经血管母细胞瘤等，而出现各自相应的临床表现。

【实验室检查】

(一) 血、尿儿茶酚胺及其代谢物测定

1. 尿中CA、香草基杏仁酸、3-甲氧基肾上腺素(MN)和甲氧基去甲肾上腺素(NMN)及其总和(TMN)均可升高，常在正常高限的两倍以上。阵发性者仅在发作后才高于正常。因此，嘱咐预先准备贮尿器(内放5ml的6mol/L HCl)，发作后收集血压升高期间(3～24h)尿液及时送检，是及时获得诊断依据的关键，同时测尿肌酐量，以每mg肌酐计算其排泄量。同时测定去甲肾上腺素及其代谢物二羟苯丙醇(DHPG)，可提高其诊断的特异性。因许多药物和食品如四环素、红霉素、阿司匹林、咖啡因、左旋多巴、胍乙啶、可乐定、利血平、溴隐亭和茶、咖啡、可乐、香蕉等均可影响上述指标的测定，需先停用这些药物和食品。尿CA正常时呈昼夜节律，且在活动时排量增多，大多数嗜铬细胞瘤患者发作时尿

CA明显增高，常大于1500nmol/d(250μg/d)。

2. 血浆CA和DHPG测定 血浆CA值在本病持续或阵发性发作时明显高于正常。仅反映取血样即时的血CA水平，故其诊断价值不比发作期24h尿中CA水平测定更有意义。

(二) 药理试验

分为激发和抑制试验。

1. 激发试验 仅对于阵发性患者上述检查又不能确诊时，才考虑采用。有一定危险性，尤对持续高血压或年龄较高者不宜作激发试验，以免意外。即使有适应证，也应首先做冷加压试验，观察患者的血管反应性，并随时准备α受体阻滞剂(酚妥拉明)，以用于激发后可能出现的严重高血压或高血压危象。

(1)冷加压试验：试验前停用降压药一周、镇静剂至少48h。正常人手臂浸入冰水后血压较对照升高12/11mmHg至30/25mmHg，如血压>160/110mmHg者，不宜进一步作其他激发试验。

(2)胰高糖素激发试验：较组胺和酪胺的副作用轻，应列为首选。应先作冷加压试验，待血压稳定后，注射胰高糖素1mg后3分钟内，如血浆CA水平升高3倍以上或血压较冷加压试验最高值增高20/15mmHg以上则为阳性，可诊断为嗜铬细胞瘤。

2. 抑制试验 适用于持续性高血压或阵发性高血压发作期，或上述激发试验后血压明显升高者，主要用于与其他病因高血压或原发性高血压相鉴别。一般当时血压≥170/110mmHg或血浆CA水平在5.9～11.8nmol/L(1000～2000pg/ml)时，可应用下列试验。

(1)酚妥拉明(regitine)试验：酚妥拉明为短效的α-肾上腺素能受体阻断剂，可用以判断高血压是否因高水平CA所致。

如注射酚妥拉明后2～3min内血压较用药前降低35/25mmHg以上且持续3～5min或更长，则为阳性，高度提示嗜铬细胞瘤的可能。若同时测定血CA改变，如与血压改变一致，则更有利于诊断的确立。

(2)可乐定(clonidine)试验：可乐定为中枢性α_2肾上腺素能受体激动剂，可减少神经元的CA释放，而不抑制嗜铬细胞瘤的CA释放，故可作鉴别。此试验安全，但仅适用于试验前原血浆CA升高者。大多数非本病的高血压患者血压可下降，原发性高血压者的原CA高者可抑制到正常范围或至少为原水平的50%。而大多数嗜铬细胞瘤患者的血浆CA水平不变，或更常见反而升高，但也可存在少数假阴性或假阳性病例，必要时可结合胰高糖素激发试验或重复进行。

(三) 肿瘤的定位

1. 肾上腺CT扫描 为首选。CT时，由于体位改变或注射静脉造影剂可诱发高血压发作，应先用α-肾上腺素能受体阻断剂控制高血压，并在扫描过程中随时准备酚妥拉明以备急需。

2. 磁共振显像(MRI) 可显示肿瘤与周围组织的解剖关系及结构特征，有较高的诊断价值。

3. B超 方便、易行、价低，但灵敏度不如CT和MRI，不易发现较小的肿瘤。可用作初步筛查、定位的手段。

4. ^{131}I-间碘苄胺(MIBG)闪烁扫描 对肾上腺外、多发或恶性转移性嗜铬细胞瘤病灶的定位有较高诊断价值，同时具有定性和定位意义，但对低功能肿瘤的显像较差，而且受多种药物如利血平、可卡因、三环类抗抑郁药等影响，而致假阴性，故应在检查前一周停用，并在检查前服用复方碘液保护甲状腺。

近年，开始应用11-碳-羟基麻黄素、奥曲肽显像或PET诊断本病。

5. 肾上腺静脉插管采血测血浆CA 当临床表现和生化检查均支持本病、但上述无创伤性显像检查又未能定位肿瘤时，可考虑采用。操作过程中有可能诱发高血压危象，应准备酚妥拉明以备急用。

【治疗方案及原则】

嗜铬细胞瘤一旦确诊并定位，应及时切除肿瘤，否则有肿瘤突然分泌大量CA、引起高血压危象的潜在危险。

术前应采用α受体阻滞剂使血压下降，减轻心脏负荷，并使原来缩减的血管容量扩大，以保证手术的成功。

(一) 术前准备和药物治疗

1. α-肾上腺素能受体阻断剂

(1)酚妥拉明(phentolamine, Regitine)：用于高血压的鉴别诊断(Regitine试验)，治疗高血压危险发作或手术中控制血压，而不适于长期治疗。

(2)酚苄明(phenoxybenzamine)：常用于术前准备，术前7～10天，初始剂量10mg/d，口服，平均递增0.5～1.0mg/(kg·d)，分为2次/日，直至血压接近正常，大多数患者约需40～80mg/d。服药过程中应严密监测卧、立位血压和心率的变化。

(3)哌唑嗪(prazosin)、特拉唑嗪(terazosin)、多沙唑嗪(doxazosin)：均为选择性突触后α_1肾上腺素能受体阻滞剂。应用时易致严重的直立性低血压，故应在睡前服用，尽量卧床。

(4)乌拉地尔(urapidil，压宁定)：可阻断α_1、α_2受体，并可激活中枢5-羟色胺1A受体，降低延髓心血管调节中枢的交感反馈作用，故在降压的同时不增加心率。

2. β肾上腺素能受体阻断剂 因使用α受体阻断剂后，β受体兴奋性增强而致心动过速、心收缩力增强、心肌耗氧量增加，应使用β受体阻滞剂改善症状，但不应在未使用α受体阻断剂的情况下单独使用β受体阻断剂，否则可能导致严重的肺水肿、心衰或诱发高血压危象等。

(1)心得安(propranolol)：初始剂量10mg，2～3次/日，可逐渐增加剂量，以达到控制心率的目的。

(2)氨酰心安(atenolol)：常用剂量25～50mg，2～3次/日，无明显负性心肌收缩作用。

(3)美多心安(metoprolol)：常用剂量50mg，2～3次/日。

(4)艾司洛尔(esmolol)：静脉滴注，可迅速减慢心率。

3. 钙通道阻断剂(CCB) CCB可用于术前联合治疗，尤适用于伴冠心病或CA心肌病患者，或与α、β受体阻断剂合用进行长期降压治疗。常用硝苯地平(nifedipine)，口服，10～30mg/d。

4. 血管紧张素转换酶抑制剂(ACEI) 如卡托普利(captopril)，口服，12.5～25mg，3次/日。

5. 血管扩张剂 硝普钠(sodinm nitroprusside)是强有力的血管扩张剂，主要用于嗜铬细胞瘤患者的高血压危象发作或手术中血压持续升高者。用5%葡萄糖液溶解和稀释，从小剂量开始，逐渐增强至50～200μg/min。严密监测血压，调整药物剂量，以防血压骤然下降，并监测氰化物的血药浓度。

6. 儿茶酚胺合成抑制剂 α-甲基对位酪氨酸(α-methyl paratyrosine)为酪氨酸羟化酶的竞争性抑制剂，阻断CA合成。口服初始剂量为250mg，6～8h一次，根据血压及血、尿CA水平调整剂量，可逐渐增加。总剂量为1.5～4.0g/d。常见的副作用有嗜睡、抑郁、消化道症状、锥体外系症状如帕金森症候群等。减量或停药后上述症状可很快消失。

(二) ^{131}I-MIBG治疗

主要用于恶性及手术不能切除的嗜铬细胞瘤，常用剂量为100～250mCi。

(三) 嗜铬细胞瘤所致高血压危象的治疗

应首先抬高床头，立即静脉注射酚妥拉明1～5mg。密切观察血压，当血压降至160/100mmHg左右时，停止注射。继之，以10～15mg溶于5%葡萄糖生理盐水500ml中，缓慢滴注。

(曾正陪)

第二十二章　多发性内分泌腺肿瘤综合征

【概述】

多发性内分泌腺肿瘤综合征是患者同时存在两个以上的内分泌腺肿瘤或增生，并产生相应临床表现的综合征。呈常染色体显性遗传。可分为1型和2型，2型又可分为2A和2B亚型。1型主要包括甲状旁腺、胰岛和垂体肿瘤，但临床表现极不一致，即累及腺体的种类数不一，除前述三种肿瘤外，还可伴有其他内分泌腺或非内分泌组织肿瘤，如肾上腺、甲状腺和松果体等。2型均有甲状腺髓样癌和嗜铬细胞瘤，其2A亚型兼有甲状旁腺增生或腺瘤，而2B亚型兼有多发性黏膜神经瘤，马方体型(体型和四肢瘦长，关节过度伸展，肌肉及皮下脂肪减少，足趾外翻，手指细长呈蜘蛛状手，脊柱后凸，鸡胸或漏斗胸和股骨骺滑脱等)。

【临床表现】

(一)多发性内分泌腺肿瘤综合征1型

1. 甲状旁腺增生或腺瘤　甲状旁腺腺瘤是1型最常见、首发的内分泌肿瘤，临床表现为甲状旁腺亢进症。但与原发性甲状旁腺亢进症相比具有下列特点：①虽然多数患者于30～40岁发病，但高钙血症可出现于14岁时；②4个甲状旁腺均累及；③甲状旁腺先增生，后为腺瘤等。

2. 胰岛细胞瘤　胰岛A、B、D和PP细胞及分泌胰多肽和血管活性肠肽的细胞等均可形成肿瘤或类癌，但以胃泌素瘤最为常见，其次为胰岛素瘤，其他少见。

(1)胃泌素瘤：1/3发生于胰岛，2/3发生于十二指肠，大多数为多灶性，临床上常表现为Zollinger-Elison综合征(反复出现消化性溃疡、胃酸过多，常伴水样腹泻，偶见脂肪泻，可有呕吐、体重减轻等)和高胃泌素血症[血清胃泌素水平可高于171pmol/L(300pg/ml)]等。常为恶性，易发生淋巴结和肝转移。

(2)胰岛素瘤：①多为多灶性，偶有单个腺瘤，切除一个腺瘤后易复发；②多为良性(约占85%)，恶变者可发生肝转移；③90%的患者术后可获痊愈；④临床常表现为发作性低血糖、高胰岛素血症。

3. 胰高糖素瘤、类癌和血管活性肠肽瘤　常为恶性：①胰高糖素瘤常出现移行性、坏死性皮炎和糖尿病；②类癌：表现为类癌综合征(呼吸困难、颈胸部不适、发育不良、食欲减退等)，多为恶性，男性。

4. 垂体瘤　多为泌乳素瘤(约占75%),少见生长激素瘤和促肾上腺皮质细胞肿瘤。特点为多中心性,术后易复发,但多为良性。

(二)多发性内分泌腺肿瘤综合征2型

1. 甲状腺髓样癌　多为首发肿瘤,发病年龄不一。临床特点:

(1)双侧甲状腺均受累,病变为多灶性;

(2)病理改变程序为:C细胞增生→结节性增生→癌;

(3)癌结节呈质硬,无压痛,无包膜,冷结节;

(4)血清降钙素水平明显升高,可达1000pg/ml;

(5)可同时分泌其他肽类激素,如前列腺素和血管活性肠肽,则可有腹泻、腹痛和颜面潮红等。

2. 嗜铬细胞瘤　本综合征发生嗜铬细胞瘤,具有以下特点:

(1)多为双侧均有(约占67.8%);

(2)只发生于肾上腺内;

(3)形成过程常为先增生后为瘤;

(4)大多为良性;

(5)早期尿中3-甲氧-4-羟基杏仁酸(VMA)水平可正常,晚期尿中间肾上腺素、间去甲肾上腺素和VMA均升高;

(6)临床表现如同散发性嗜铬细胞瘤。

3. 甲状旁腺腺瘤及功能亢进症　在2A亚型中为最少发生的肿瘤,临床表现如同散发性者,但具与1型相同的特点。

4. 苔藓样皮肤淀粉样沉着症　为2A亚型的变异型表现。多发生于背部皮肤,先出现皮肤瘙痒,后出现苔藓样和摩擦性淀粉样物质沉着性皮肤病变。皮肤活检标本经免疫组化鉴定,可见来自真皮的角质蛋白。

5. 先天性巨结肠症　又称Hirschsprung病,出生后1～2个月即可发病,表现为便秘、腹胀、腹泻,两者交替,可有呕吐、结肠胀气、便秘,一般每1～3周排便一次。钡剂灌肠X线可见乙状结肠远端细狭僵直,近端及降结肠明显扩张,24h后仍有结肠钡剂潴留。

6. 多发性黏膜神经瘤　仅见于2B亚型患者,凡有多发性黏膜神经瘤者,都应考虑患多发性内分泌腺瘤综合征2B型的可能。多发性黏膜神经瘤好发于口腔、唇舌、眼睑、角膜、皮肤及胃肠道黏膜等。临床表现为唇增厚,凹凸不平;舌增厚,表面不光滑,高低不平,眼睑外翻,角膜肥大增粗;胃肠黏膜多发性黏膜神经瘤,可引起便秘或腹泻,X线钡餐检查显示肠边缘不整齐。

【诊断要点】

本综合征临床表现多样,诊断较为困难。

(一) 病史和家族史

本症一般具有家族聚集现象，故认真询问家族病史十分重要，一般1型患者在直系亲属中至少有一个成员患有与先证者相同的疾病，或患有三个主要内分泌肿瘤中的两种，或者家族中的一级亲属中有3位患有1型三个主要内分泌肿瘤中的一个。不然，则需进行遗传连锁分析。对患者家属应长期随访。因目前认为RET原癌基因突变与2型发病相关，故对2型临床可疑者或患者的家属成员可进行突变检出，作出分子遗传学诊断。对一些不典型病例，有时分子遗传学检查是确诊所必需的。

(二) 临床表现

表现多样，往往取决于各种内分泌腺肿瘤的性质、发展阶段和不同的组合。既有如同散发性某一腺体肿瘤的特殊临床症状、体征和实验室检查结果，又可有几种肿瘤综合的复合表现。关键是面对错综复杂的临床表现，要提高对本综合征的警觉性。

【治疗方案及原则】

应根据患者实际患有哪一种或哪几种内分泌腺肿瘤及肿瘤特性（良、恶性，有否转移等），采取相应的治疗方案。总的原则是以手术切除肿瘤为主，内科治疗为辅，有时肿瘤也可酌情采用或合用放疗、化疗等。某些功能性肿瘤切除后可能会影响该腺体的正常功能，如术后出现功能减退现象，需暂时或终身作相应激素的替代治疗。

（罗　敏）

第二十三章 异位激素分泌综合征

【概述】

异位激素分泌综合征是指某些非经典内分泌组织的肿瘤，表达和分泌了一种或多种激素、激素前体物或(和)激素样物质，或起源于经典内分泌组织的肿瘤，不仅表达和分泌其正常功能时分泌的激素，而且表达和分泌其他正常时不分泌的激素，导致表现为原位肿瘤和分泌激素过多所引起的临床综合征。

异位激素分泌综合征按异位分泌的激素种类而命名，如异位 ACTH 综合征、异位 TSH 综合征和异位 GH 综合征等。

【临床表现】

各种异位激素分泌综合征的临床表现取决于产生该异位激素肿瘤的组织来源和该异位激素的功能、性质和分泌水平。详见表 1。

表 1 异位激素的来源及相应临床表现

异位分泌激素	分泌该异位激素的常见肿瘤	主要症状
ACTH、MSH、LPH、CLIP、β-内啡肽	小细胞未分化(燕麦细胞)肺癌、胸腺癌、胰岛细胞癌、甲状腺髓样癌、类癌	Cushing 症候群，皮肤色素沉着，浮肿等
AVP(ADH)	肺癌(燕麦细胞癌)、胰腺癌、淋巴肉瘤、胸腺癌	全身乏力、低钠血症，严重者水中毒
GHRH	肺癌、类癌	肢端肥大症(成人)、巨人症(儿童)
降钙素	肺癌、类癌、乳腺癌	—
HCG	肺癌、肝癌、肾癌、肾上腺皮质癌等	成年男性乳腺发育，男童性早熟
HPL	肺癌、肝癌	女性化乳腺
各种升高血钙因子		
PTHrP	肺癌、肾癌、乳腺癌	高钙血症的各种表现，如恶心、食欲不振、溃疡、腹胀、便秘、多饮、多尿、嗜睡等
TNFα	各种恶性肿瘤	
1,25-$(OH)_2D_3$	淋巴瘤、结节病	
PGs	肾癌、类癌	
PTH	肾癌、肝癌、肺扁平上皮癌(?)、卵巢癌(少见)	

续表

异位分泌激素	分泌该异位激素的常见肿瘤	主要症状
GH	胰岛细胞癌、肺癌、胃癌	骨关节病、肢端肥大症
CRH	肺癌、类癌	Cushing 症候群、浮肿、皮肤色素沉着
红细胞生成素	肝癌、肾上腺皮质癌、子宫肌瘤、脑血管母细胞瘤	红细胞增多、颜面潮红、头晕
ANP	肺癌	–
消化道其他激素		
GRP	肺癌	–
GIP	不明	–
SS	肺癌、甲状腺髓样癌	–
胰多肽	类癌	–
VIP	肺癌	水泻、低血钾、低胃酸综合征
P 物质	不明	–
Motilin	不明	–
IGF-2	肝癌、间皮癌、肾上腺癌、消化道肿瘤	急性、快速低血糖症，神经精神症状
PRL	肺癌、肾癌	–
TSH	消化道或附属腺体肿瘤，如胃、结肠、胰腺肿瘤；支气管癌、生殖系肿瘤	甲亢（症状不典型）
LH、FSH	肺癌、肝癌、肝母细胞瘤、恶性黑色素瘤等	男性：乳腺发育（成人），性早熟（儿童）；女性：月经失调、闭经

（一）异位 ACTH 综合征

为最早发现、最多见的异位激素分泌综合征。产生异位 ACTH 综合征的肿瘤有小细胞肺癌（约占 45%）、胸腺类癌（约 15%）、支气管类癌（约 10%）、胰岛细胞癌（约 10%）等。

由于恶性肿瘤分泌过多的具 ACTH 样活性的物质，刺激肾上腺皮质引起皮质醇增多症（Cushing 综合征）。与原发性 Cushing 综合征相比，本征具有以下特点：①以男性、中老年多见；②常突然起病，病情进展迅速，多以近端肌病和四肢水肿为主诉就诊，伴高血压、低血钾碱中毒，但多毛不常见；③因血 ACTH 水平可极度升高，可致严重的皮肤色素沉着；④一般不会出现典型 Cushing 综合征的满月脸、向心性肥胖等特征性体征。

同时存在原位肿瘤的相应表现，如肿瘤引起的局部压迫症状，如胸腺类癌可引起腔静脉阻塞综合征，侵犯神经引起疼痛等，还常伴有贫血、恶病质、低热等全身表现。

(二) 异位抗利尿激素综合征

常见于肺癌,主要是小细胞型肺癌、鳞状细胞肺癌和腺棘皮细胞肺癌。当出现稀释性低钠血症时,可无症状。当血钠低于120mmol/L时可出现肌力减退,腱反射消失,呈木僵状态,或有抽搐发作,甚至昏迷。

(三) 异位TSH综合征

较少见,以男性为主,发病年龄多在50岁以上。原发肿瘤多源于滋养层细胞(如睾丸畸胎瘤、葡萄胎、绒毛膜癌等),少数起源于非滋养层细胞(如胃癌、肠癌、胰腺癌及乳腺癌等)。

其临床特点是:①肿瘤患者血中TSH或TSH类似物水平增高,对TRH刺激试验却无反应;②常以乏力为主要表现,大多数无典型甲亢所具有的高代谢症候群的临床表现,可伴有消瘦或神经质,应注意与“淡漠型甲亢”相鉴别;③甲状腺一般不肿大;④无突眼及眼征;⑤血T_3、T_4可增高或正常;⑥血PRL水平通常升高,且与肿瘤分期有关;⑦甲状腺^{131}I吸收率增高等。

(四) 异位GH综合征

异位GH综合征所致肢端肥大症的临床特征与垂体GH瘤所致者相同,常有典型肢端肥大症的表现。诊断时年龄常超过40岁,病程7～8年,男女之比约1∶2.7,可伴肿瘤局部压迫症状、糖耐量异常、胃泌素瘤、甲状旁腺功能亢进症、溢乳、Cushing综合征和类癌综合征等表现。

实验室检查常见GH分泌的正常昼夜节律消失,血GH和IGF-1水平升高,约80%的本征患者伴血PRL水平升高。有的患者血GHRH可高达0.3～5.0μg/L(0.3～5.0ng/ml);正常空腹血GHRH水平常低于60ng/L(0.06ng/ml),而垂体GH瘤所致者的外周血GHRH值常低于200ng/L(0.2ng/ml)。TRH兴奋试验中,几乎所有患者的GH都是反常性升高,而对GHRH兴奋试验无GH反应性增加(但不能以此作为诊断和鉴别诊断的依据)。

(五) 异位PTH综合征

某些实体瘤可分泌甲状旁腺激素相关肽(PTHrP),因其起始的1～34氨基酸序列与人PTH相同,故可与PTH受体相结合,产生类PTH样生物活性。同时也可产生某些促进骨吸收的细胞因子,如转化生长因子、淋巴毒素和肿瘤坏死因子等,可引起高血钙。这些肿瘤多为鳞状细胞肺癌、肾腺癌,其次为乳腺癌、子宫颈鳞癌、卵巢肿瘤和胰腺肿瘤,少见的有前列腺癌和肝癌等。其主要临床表现为口渴、多饮、厌食、恶心、呕吐、便秘、腹胀和心律失常,甚至精神症状,乃至昏迷。

(六) 异位HCG综合征

引起异位HCG综合征的肿瘤有肺癌、胃癌、肝母细胞瘤、肾癌和肾上腺皮质癌等。多见于中年男性，临床表现为男性乳腺发育，伴压痛和性早熟，女性患者可出现月经过多和闭经、尿 HCG 水平升高。

【诊断要点】

1. 首先必须确诊患者已患有某种原位恶性肿瘤，常见的有肺癌、类癌、胰腺癌、胸腺癌、肾癌和消化道癌肿等。

2. 在肿瘤患者的血液和尿液中，证实存在一种或多种原非这类组织正常表达和分泌的激素、激素前体物、亚基或类似物水平升高，并出现相应的临床综合征。

3. 异位激素分泌呈自主性，不能被正常的反馈机制所抑制，如大剂量 ACTH 抑制试验等。

4. 确诊为某种异位激素分泌综合征需经下列方法：

(1)切除该肿瘤后，其异位激素水平迅速降低和相应的临床症状逐步缓解并消失；

(2)切除该肿瘤组织抽提液的该异位激素测定、组织切片、穿刺细胞涂片、免疫组化或 c-DNA 原位杂交，证实该异位激素的高水平分泌和表达；

(3)流经该肿瘤的动、静脉插管取血测该异位激素，证实其水平差异显著，静脉血中该激素水平明显高于动脉血；

(4)肿瘤细胞体外培养或放射性核素标记氨基酸掺入实验证实该细胞有高表达，分泌该异位激素；

(5)将该肿瘤细胞接种到裸鼠上，证实接种鼠体内有该异位激素的表达和分泌。

5. 原位肿瘤的影像学检查　如 X 线摄片、腹部 B 超、CT、MRI 和全身 ^{111}I 标记奥曲肽闪烁照相等。

6. 各种肿瘤标志物测定。

【治疗方案及原则】

(一) 针对原发肿瘤的治疗

尽早、及时手术切除原发恶性肿瘤，是根治本征最有效的手段。对某些病理类型的恶性肿瘤，也可结合使用化疗、放疗和介入治疗。术后异位激素过多所致的临床症状也可得到缓解和消失。

(二) 针对异位激素靶组织的治疗

若原发恶性肿瘤无法切除或尚未定位或已广泛转移者，可首先采用能阻断激素合成或抑制其释放的药物。若药物无效，可酌情采用手术切除部分或全部异位激素作用的靶组织，以缓解症状。

(三) 各类异位激素分泌综合征的治疗

1. 异位 ACTH 综合征的治疗　原发肿瘤、诊断、定位明确的，应尽早采取手术、化疗和放疗。无手术指征或一时未找到原位肿瘤者，可先治疗 Cushing 综合征，可选用酮康唑、氨基导眠能和氯苯二氯乙烷阻断肾上腺皮质激素的合成，同时给小剂量强的松，以防止肾上腺皮质危象。病情不能控制者，还可行双侧肾上腺次全切除术。对症治疗：包括补钾和控制糖尿病。

2. 异位抗利尿激素综合征的治疗　包括原发肿瘤的处理和纠正低钠血症，应限制饮水，在 1 L/d 以内，低钠血症严重者并伴有神经症状者，可在密切观察下谨慎使用 3%～5%的高渗盐水，或用呋塞米、地美环素（demeclocycline，去甲金霉素），可抑制水的重吸收，0.6～1.2g/d，分 3 次口服，可纠正低钠血症，但需注意可能引起氮质血症。

3. 异位 TSH 综合征的治疗　肿瘤定位明确者，应尽早切除肿瘤及转移灶，以争取治愈，如已达疾病晚期，肿瘤无法切除者，则予抗甲状腺药物治疗。

4. 异位 GH 综合征的治疗　一旦确诊应尽早手术切除肿瘤。无法根除肿瘤者，可选用长效生长抑素类似物如奥曲肽治疗。肢端肥大症的症状可部分缓解。

5. 异位 PTH 综合征的治疗　应尽早去除原发肿瘤，同时治疗高钙血症，包括大量饮水或静脉输注生理盐水。也可试用吲哚美辛、大剂量泼尼松、降钙素和磷酸盐等。

6. 异位 HCG 综合征　手术切除肿瘤或放疗。

（罗　敏）

第二十四章 性 早 熟

【概述】

性早熟症指青春期发育过早发生。一般男孩在9岁前、女孩在8岁前出现青春期发育，才定为性早熟。可分为真性（又称中枢性、完全性）和假性（又称周围性、不完全性）两类。真性性早熟是由下丘脑-垂体-性腺轴功能不适当地过早启动，使青春期发育提前出现，其表现与正常的发育期相同，第二性征与遗传性别一致，能产生精子或卵子，有生育能力。假性性早熟是由性腺轴以外的因素引起性激素增多所致，表现为只有第二性征发育，而无生殖细胞同步成熟，故无生育能力。临床上，真性性早熟多于假性性早熟。

真性性早熟（又称GnRH依赖性性早熟）的常见病因有中枢神经系统肿瘤（如视交叉胶质瘤、下丘脑星形细胞瘤、畸胎瘤等）、中枢神经系统非肿瘤性病变（如灰结节、Williams综合征、脑炎、脑脓肿、结核性肉芽肿、创伤、脑水肿、蛛网膜囊肿和头颅放疗后等）、先天性肾上腺皮质增生症治疗后等。假性性早熟（又称非GnRH依赖性性早熟）的常见原因有分泌促性腺激素的肿瘤（如分泌HCG的绒毛膜上皮癌或畸胎瘤、分泌LH样物质的肝肿瘤）、先天性肾上腺皮质增生（CYP21、CYP11β_1缺陷症等）、肾上腺雄性化肿瘤、Leydig细胞瘤、卵泡囊肿和卵巢肿瘤（颗粒细胞瘤、泡膜细胞瘤等）、McCune-Albright综合征、甲状腺功能减退症、外源性雄激素或雌激素过多等。

【临床表现】

（一）真性性早熟

1. 特发性性早熟　一般为散发性，以女性多见（女：男约为4：1）。少数可呈家族性（可能属常染色体隐性遗传）。病因不明，女性常在8岁前出现发育，其顺序为先乳腺发育→出现阴毛→月经来潮→出现腋毛，阴唇发育（有色素沉着），阴道分泌物增多。

男性在9岁前出现性发育，睾丸、阴茎长大，阴囊皮肤皱褶增加伴色素加深，阴茎勃起增加，甚至有精子生成，肌肉增加，皮下脂肪减少。

两性都表现为身材骤长，骨龄提前，最终可使骨骺过早融合，使成年身高变矮。性心理成熟也提前，少数可有性交史或妊娠史。

2. 中枢神经系统疾病所致性早熟症　其临床表现与特发性者相似，仅本型同时可能具有神经系统器质性病变相关的表现。鉴别主要靠颅 X 线、CT、MRI 等检查。

3. 原发性甲状腺功能减退症(甲减)伴性早熟症　少数幼儿期前患甲减者可伴性早熟,可能由于甲状腺激素水平降低,负反馈减弱,使下丘脑 TRH 分泌增多,而 TRH 不仅刺激垂体分泌 TSH 增多,也刺激 PRL、LH 和 FSH 分泌增多,导致性早熟。

4. 多发性骨纤维异样增殖症(Albright syndrome)伴性早熟　患者有骨骼发育不良,躯干皮肤有棕色色素斑,常伴性早熟。病因不明。好发于女孩,男孩极少。其性发育顺序与正常不同:正常发育常为先乳房发育→阴毛生长→月经来潮,而本病是先有月经来潮(生殖器官发育已成熟),再有乳腺发育。

5. Silver 综合征伴性早熟　本征为矮小症,先天性半身肥大伴性早熟。出生时生长激素水平正常,但以后若给予大量生长激素治疗,可见身高增长迅速加快,推测与靶细胞对生长激素的敏感性低有关。本征性早熟的特征为骨龄与性发育相比明显延迟。

6. Williams 综合征伴性早熟　本征伴有许多器官发育畸形,尤其是动脉狭窄的遗传缺陷性疾病。其遗传缺陷为 7q11.23 位点中有 LIMK1. WBSCR1. WBSCR5. RFC2 和弹性蛋白基因等 16 个基因缺失。临床表现为智力迟钝、学习障碍、认知和个性特殊,常伴性早熟。鉴别诊断依据基因缺失的检测。

7. 睾丸中毒症伴男性性早熟　本病又称家族性男性非促性腺激素依赖性性早熟伴 Leydig 细胞和生殖细胞发育提前症。患者表现为阴茎增大,有的出生时即有肥大的阴茎。睾丸的 Leydig、Sertoli 细胞提前成熟并有精子生成,有时伴 Leydig 细胞增生。患儿的纵向生长和骨龄提前,肌肉发达,有阴茎勃起和排精者可有生育能力。少数成人患者精子生成障碍。绝大多数为家族性发病,少数为散发性。其病因为 LH/HCG 受体基因(2p21)发生错义突变。

8. 先天性肾上腺皮质增生症治疗后引起性早熟　先天性肾上腺皮质增生症如 11β-羟化酶和 21-羟化酶缺陷症患者,经糖皮质激素或同时盐皮质激素治疗后,血浆 ACTH 水平受抑制,肾上腺产生的性腺类固醇减少,但由于此期延误诊断和治疗,患者骨龄提前,如已达到青春期启动的界限值,患者可出现下丘脑—垂体—性腺轴功能的激活,引起性早熟,同样,以往曾用性腺类固醇治疗的患者也可如此。

(二)假性性早熟

假性性早熟的临床表现与真性相比最主要的区别在于其性发育、成熟属于不完全性,即仅表现为某些副性征的发育表现,但无生殖细胞(精子和卵泡)成熟，无生育能力。

【实验室检查】

(一) 垂体促性腺激素测定

LH/FSH 脉冲性分泌，有助于鉴别性早熟是否为促性腺激素依赖性。血浆 FSH、LH、HCG、E_2 和睾酮等测定以及必要时加用 LHRH 刺激试验，有助于各种性早熟的鉴别。详见表 2。

表 2 性早熟的鉴别

	病因	血浆促性腺激素	LHRH 试验	血性腺激素	性腺	其他
真性性早熟	GnRH 脉冲性分泌提前发生，使青春期发育提前	LH 为脉冲性（睡眠时）	正常青春期反应	达青春期发育时的浓度	达青春期发育时的大小	MRI 排除 CNS 肿瘤，骨骼检查排除 McCune-Albright 综合征
男性假两性性早熟	无 GnRH 脉冲性分泌，且不依赖垂体 LH/FSH 的作用					
分泌 HCG 的肿瘤		HCG↑ LH↓	青春期前反应	达青春期发育时的浓度	睾丸增大（不规则）	排除肝癌、脑分泌 HCG 性肿瘤
男性 Leydig 细胞瘤		↓	无反应	睾酮↑	睾丸呈不规则性非对称性增大	
家族性睾酮中毒		↓	无反应	睾酮达青春期发育时的水平	睾丸对称性增大，但低于青春期发育成熟时的容量	家庭性发病多无，常染色体显性遗传，LH 受体突变检测可鉴定出活化性突变位点
先天性雄性化肾上皮质增生		青春期前水平	青春期前反应	DHEAS↑ 雄烯二酮↑	睾丸无增大	可发现双侧对称性增大的肾上腺
雄性化肾上腺肿瘤		青春期前水平	青春期前反应	DHEAS 明显↑ 雄烯二酮↑	睾丸无增大	可发现单侧肾上腺肿瘤

续表

病因	血浆促性腺激素	LHRH试验	血性腺激素	性腺	其他
肾上腺发育提前	青春期前水平	青春期前反应	睾酮和DHEAS为青春期前水平,尿17-KS常↑	睾丸无增大	常于6岁后发病,多见于有头颅创伤者
女性假性性早熟					
粒层细胞瘤	↓	青春期前反应	E↑↑	卵巢增大	体检时常扪及增大的卵巢,常伴有卵巢囊肿(病理上为卵泡囊肿)
卵泡囊肿	↓	青春期前反应	不定,E_2可明显↑	卵巢增大	月经不规则,或伴乳腺发育,要排除McCune-Albright综合征
肾上腺妊娠肿瘤	↓	青春期前反应	E_2↑↑ DHEAS↑	青春期发育前大小	单侧肾上腺肿瘤
乳腺发育提前	青春期前水平	LH正常,E_2↑	正常或轻度↑	无卵巢增大	常在3岁前发病
肾上腺发育提前	青春期前水平	青春期前反应	E_2正常,DHEAs正常,尿17-KS可↑	无卵巢增大	肾上腺无增大,无肿瘤,常于6岁后发病,多见于脑外伤者
迟发型雄性化肾上腺皮质增生	青春期前水平	青春期前反应	17OHP↑	无卵巢增大	常染色体隐性遗传
男性和女性性早熟				无卵巢增大	
McCune-Albright综合征	↓	↓	正常或↑	卵巢轻度增大,睾丸轻度增大	伴多发性骨纤维增生不良
原发性甲减	FSH↑或正常	FSH↑或正常	E_2可↑	卵巢囊肿,睾丸轻度增大	TSH↑,PRL↑,T_4↓

(二)影像学检查

X线摄片、CT和MRI,有助于颅内、垂体和性腺肿瘤的诊断和定位。

【诊断要点】

必须根据详细的临床资料包括家族史、既往史及临床表现和必要的实验室检查，首先需确定性早熟为真性还是假性，是否为促性腺激素依赖性，然后确定或排除脑、垂体和性腺等器质性病因和相关基因缺陷检测，明确诊断。

男性性早熟的诊断和病因学鉴别详见图1，女性性早熟的诊断和诊断程序详图2。

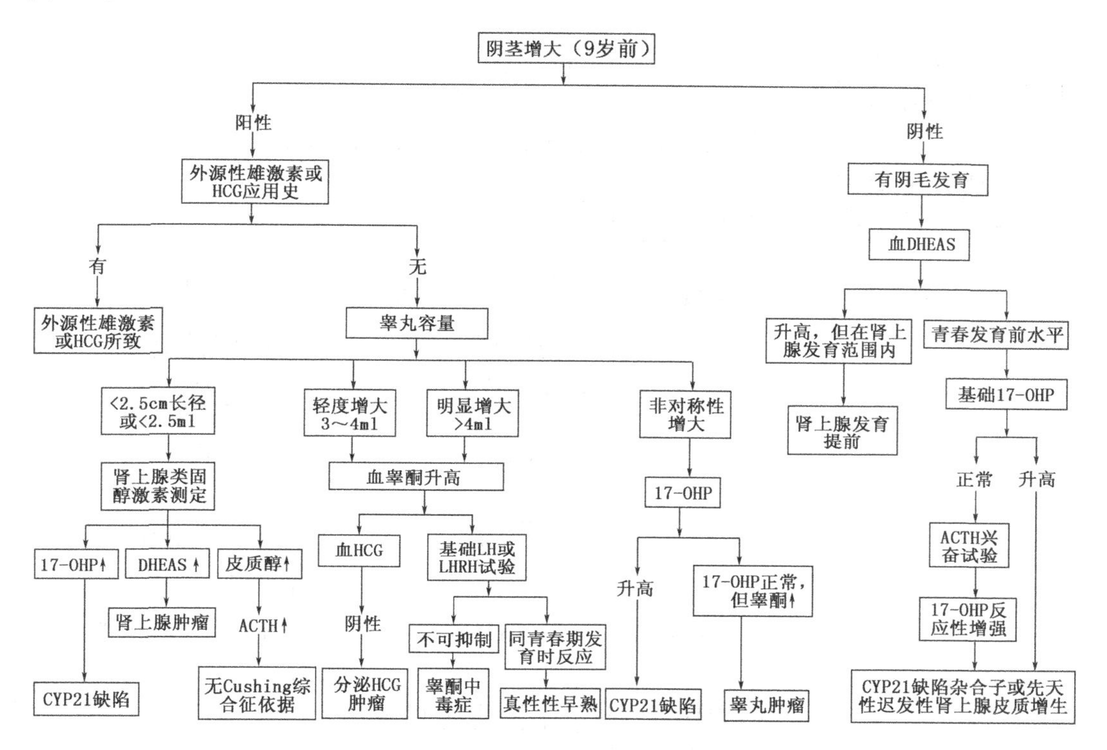

图1 男性性早熟的诊断和病因鉴别程序

【治疗方案及原则】

（一）药物治疗

1. 甲孕酮或氯地孕酮　可直接抑制GnRH和FSH、LH的释放，故可治疗性早熟。常用剂量为4～8mg/d。其缺点为对骨龄发育加速无影响，长期应用可导致性腺类固醇的靶器官萎缩，停药后月经恢复慢。由于此药有类皮质激素作用，可引起体重增加、高血压和类库欣综合征。

2. 环西孕酮　为孕激素的衍生物，既能与雄激素受体结合，阻断睾酮和双氢睾酮的作用，又能竞争性地阻断垂体的GnRH受体，抑制FSH、LH的释放。用法：70～100mg/(m^2·d)，口服或用100～200mg/m^2，肌注，每2～4周一次。对性器官发育有明显的抑制作用。副作用除可有头痛、疲乏、失眠、恶心外，对ACTH分泌可能也有抑制作用，对长期用此药者要注意观察肾上腺皮质功能的

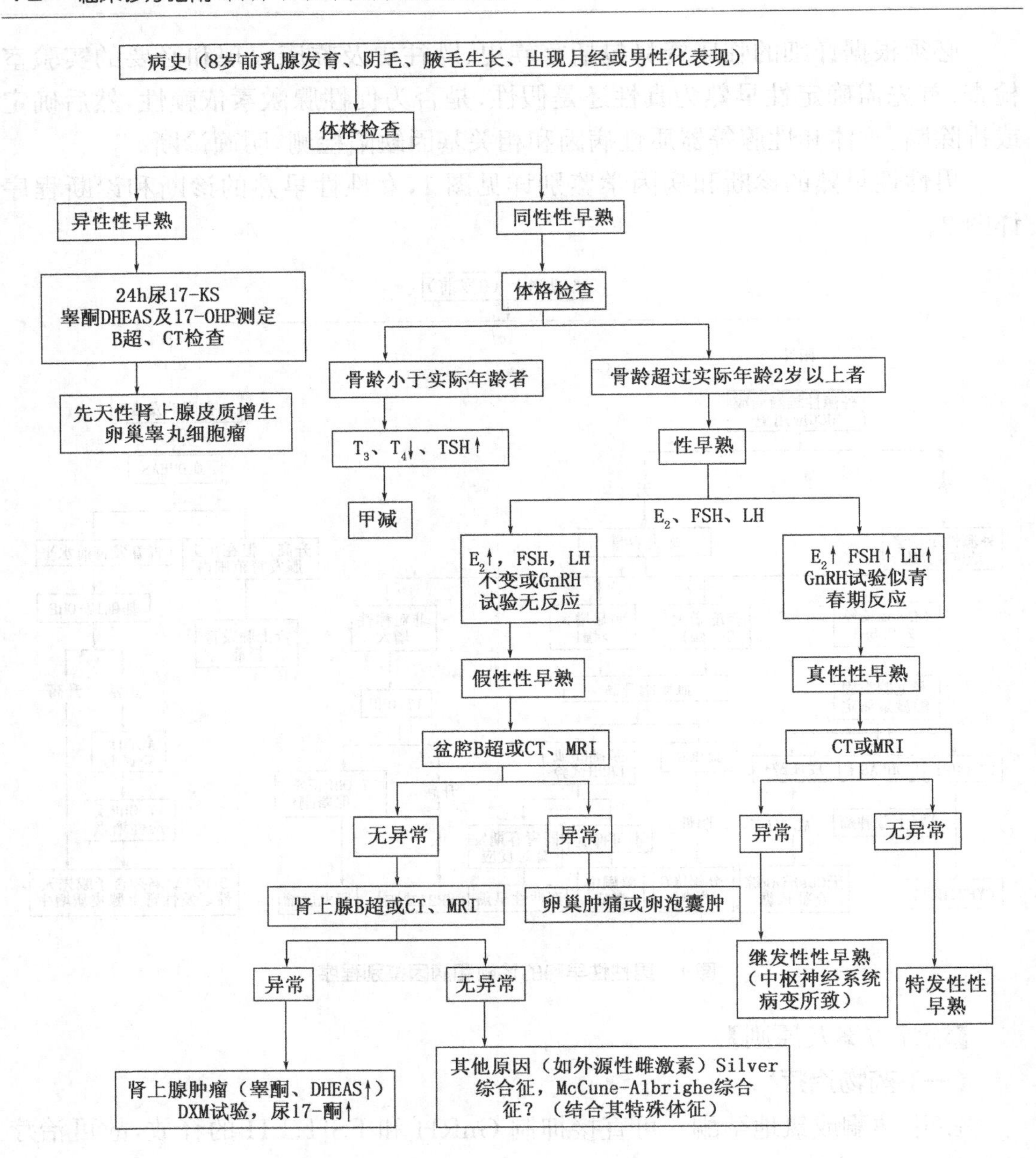

图2　女性性早熟的诊断与鉴别诊断程序

改变。

3. GnRH类似物(GnRH-a)　GnRH-a是目前治疗真性性早熟最有效的药物。GnRH-a是改变了天然GnRH部分氨基酸结构后的类似物，它既保留了GnRH的生物活性，又与垂体前叶GnRH受体有更强的亲和力且不易被降解，半衰期更长，因此其作用强于GnRH。GnRH-a持续作用于GnRH受体，降调GnRH受体，使垂体LH分泌细胞对GnRH的敏感性降低，阻断受体后负反馈机制,激活通路,使 LH 分泌受抑,性激素水平迅速下降。该作用是可逆的,停药后下丘脑一垂体一性腺轴功能可恢复正常。现多采用 GnRH-a 的缓释剂型,如亮丙瑞林(leuprorelin)或达菲瑞林(diphereline),二者用法相同:每次 50～60μg/kg,皮下注射,首次剂量较大,2 周后加强注射一次(尤其出现月经初潮者),以后每 4 周一次,间歇期不长于 5 周。一般 GnRH-a 注射后,数天内可使 GnRH、睾酮、E_2 水平出现暂时性升高。1 周后逐步下降到青春期前水平,渐至睾酮、雌激素分泌完全被抑制。治疗 6 个月后生长速度可下降至 5～6 厘米/年。女孩乳腺缩小,阴毛减少,月经减少或闭经,男孩睾丸缩小,阴毛渐稀少,阴茎勃起减少。长期应用未发现明显副作用,但到青春期年龄就应停止使用。

对于 Albright 综合征及家族性男性性早熟症,用 GnRH-a 均无效。可试用螺内酯(安体舒通)和睾酮内酯联合治疗。

4. 酮康唑(ketoconazole) 大剂量可抑制类固醇 17-20 裂解酶的活性,抑制睾酮合成,可用于男性特发性性早熟。用法:4～8mg/(kg·d),分 2～3 次服用。本药对肝可能有毒性,应注意监测肝功,必要时停药,一般停药后可逆转肝功。

5. 达那唑(danazole) 为人工合成的一种甾体杂环化合物,系 17α-乙炔睾酮衍生物,有抑制卵巢雌激素合成、卵巢滤泡发育、抗促性腺激素和轻度雄激素作用,故可用于性早熟的治疗。

(二)手术治疗

肿瘤确诊后应尽早手术。下丘脑-垂体-松果体肿瘤可采用 γ 刀治疗,经照射后瘤体显著缩小,性早熟症可明显消退。

(罗 敏)

第二十五章　曲细精管发育不全症

【概述】

曲细精管发育不全症（seminiferous tubule dysgenesis）又称克莱恩费特（Klinefelter）综合征，是最常见的一种原发性睾丸功能减退症，患者第二性征男性化不全，曲细精管变性萎缩，无精子发生。经典型染色体核型为47，XXY，变异型包括46，XY/47，XXXY；48，XXYY；48，XXXY；49，XXXYY；49，XXXXY。性染色体核型异常的原因是配子（卵子或精子）在减数分裂时不分离或较少见的合子（受精卵）在有丝分裂时不分离，影响减数分裂不分离的因素现在所知是高龄妊娠。本病在男性新生儿中的发病率约为1/1000。

【临床表现】

1. 类无睾体型　臂距>身高(或1/2臂距>上部量)，下部量>上部量。

2. 男子乳房发育　可见于90%的患者。

3. 第二性征发育差　胡须、腋毛和阴毛稀少，阴茎和喉结小，皮下脂肪和皮肤的男性化改变不明显。

4. 睾丸小(长径<3cm)，质地坚实。

5. 性激素谱　血清睾酮水平正常低限或低于正常，FSH和LH水平增高。

6. 染色体核型　47，XXY或变异型。

【治疗方案及原则】

（一）睾酮替代治疗

从13～14岁开始给予睾酮替代治疗，剂量应因病人的具体情况而异，可选择下列制剂的任何一种。

1. 十一酸睾酮口服剂(软胶囊)　120～160mg/d，分2次餐后服。

2. 十一酸睾酮注射剂　125～250mg，每2～3周肌内注射1次。

3. 睾酮阴囊贴剂(testoderm)　每贴(面积$40cm^2$)含睾酮10mg，于早晨贴于阴囊皮肤，1次/日。

4. 睾酮皮肤贴剂(androderm)　每贴(面积$37cm^2$)含睾酮12.2mg，于睡前贴于躯干或上臂皮肤，1次/日。

5. 睾酮凝胶搽剂(androgel)　5～10g(含睾酮50～100mg)，于早晨涂布于皮肤上，5min 内变干，1 次/日。

（二）乳腺切除术

有男子乳腺发育的患者，由于有恶变的可能，宜尽早施行乳腺切除术。

（李江源）

第二十六章　糖　尿　病

【概述】

糖尿病是由遗传因素和环境因素交互作用致胰岛素分泌障碍和(或)周围靶组织对胰岛素产生抵抗而造成持续性高血糖症，以及由于长期代谢紊乱引起全身组织器官损害的代谢综合征。急性代谢紊乱可致危象而危及生命，而眼、肾、心血管及神经病变等慢性并发症更是糖尿病致残或致死的主要原因，应及早进行防治。

【临床表现】

1. 1型糖尿病通常起病急，有明显的多饮、多尿、多食、消瘦及乏力(三多一少)症状。可伴有视力模糊、皮肤感觉异常和麻木，女性患者可伴有外阴瘙痒。

2. 2型糖尿病一部分亦可出现典型的三多一少症状，在体重减轻前常先有肥胖史。发病早期或糖尿病前期，可出现午餐或晚餐前低血糖症状。但不少患者可长期无明显症状，仅于体检或因其他疾病检查始发现血糖升高，或因并发症就诊才诊断为糖尿病。

【诊断要点】

(一) 糖尿病的诊断标准(ADA 1997 或 WHO 1999)

1. 糖尿病的典型三多一少症状加上随时血糖[*] ≥11.1mmol/L(200mg/dl)，或

2. 空腹[△]血糖≥7.0mmol/L (140mg/dl)，或

3. 口服75g葡萄糖耐量试验(OGTT)2小时血糖值≥11.1mmol/L。

以上各条诊断标准均应另日重复核实。

注：*，随时血糖指一日之中任何时间采血，不考虑与前餐的时间关系；△，空腹指禁食8小时以上；OGTT 2hPPG 7.8～11.1mmol/L为糖耐量减低，小于7.8mmol/L为正常。

(二) 分型、病情及并发症的评估

1. 根据临床表现或实验室检查证据判定糖尿病的类型(1型、2型、特殊类型及妊娠糖尿病)。

2. 确定并发症的有无及其程度。

3. 心血管危险因素的确定。为此应进行以下检查：

(1)糖化血红蛋白测定(A_{1C}):有条件每位新诊断的患者均应常规测定,以后一年至少2次,或每季度一次。

(2)胰岛素及(或)C肽释放试验。

(3)微量白蛋白尿,血生化,包括肝肾功能、血脂、血尿酸等,血压,BMI,心电图,眼底,神经传导速度等。

(4)疑为1型或成人自身免疫性糖尿病者,需测定胰岛β细胞自身抗体:ICA、GAD-Ab、IA2-Ab、IAA。

在缺乏上述检查条件的单位,医师在判断糖尿病的类型及病情评估方面在很大程度上依靠临床经验。因此对一些病例的判断会遇到困难,判断的准确性受到影响。

【治疗方案及原则】

(一) 糖尿病知识教育和饮食管理

1. 患者对糖尿病有关知识的了解程度是治疗成功的关键。

2. 饮食治疗的原则 控制总热量和体重,减少食物中脂肪尤其是饱和脂肪酸的含量,增加食物中纤维含量,使食物中碳水化合物、脂肪和蛋白质所占比例合理。肥胖者的总热量限制更严,消瘦者可偏宽,且蛋白质摄入量可适当增加。减少钠摄入,饮酒宜少量。

(二) 无严重或活动性并发症者

鼓励适当增加体力活动。

(三) 戒烟

(四) 降糖治疗

1. 原则 一般要求空腹及餐后血糖控制达标,按ADA(2002)或IDF西太区目标,FPG<6.1mmol/L,PPG<7.8mmol/L,AIC<7%或<6.5%。妊娠糖尿病FPG≤5.8mmol/L,1hPPG≤8.6mmol/L,2hPPG≤7.2mmol/L。特殊情况如老、幼、已有较重晚期并发症或反复发作低血糖者,血糖控制标准可适当放宽(FPG<7.8mmol/L,PPG<12mmol/L)。

2. 经糖尿病饮食营养疗法(MNT)及运动疗法1个月血糖控制不达标者,应在继续上述处理基础上加用降糖药物治疗。

(1)口服降糖药:

1)磺酰脲类:用于有一定胰岛素分泌功能、肝、肾功能正常的2型糖尿病人。常用剂量为甲磺丁脲0.5~1.0g/d,格列本脲(优降糖)2.5~15mg/d,格列齐特(达美康)40~320mg/d,格列吡嗪(美吡达)5~30mg/d,糖适平(格列喹酮)30~160mg/d,以上各种药物日剂量分为2~3次,口服。瑞易宁5~10mg,格列美脲1~6mg/d,1次/日,糖适平仅95%从胆道排泄,有轻中度肾功能减退者仍可应用,但应监测肾功变化。

2)二甲双胍(格华止,立克糖,美迪康):肥胖的2型糖尿病人为首选。肝、肾功能不良、心肺疾病、休克等缺氧状态为禁忌,高龄患者慎用。剂量为0.25～2.25g/d。

3)α-葡萄糖苷酶抑制剂:本品尤适于餐后血糖高的2型糖尿病,阿卡波糖(拜糖平)50～150mg/d,伏格列波糖(倍欣)0.2～0.6mg/d,老年人应用安全,但有明显消化道症状者慎用。

4)胰岛素增敏剂:罗格列酮(文迪雅)4～8mg/d,匹格列酮(艾汀)15～45mg/d,本品除降糖外,尚有降压、调脂及减轻胰岛素抵抗(提高胰岛素敏感性)的作用。

5)格列奈类:瑞格列奈(诺和龙,孚来迪)0.5～6mg/d,那格列奈(唐力)0.5～6mg/d,本类为改善胰岛素Ⅰ相分泌的餐时血糖调节剂。

上述各类可单用或联合应用(两种或三种),并可与胰岛素合用,联合用药时各制剂均应减少剂量。对每一患者药物的恰当选择,取决于病情(血糖高低,系空腹或餐后高血糖,胰岛功能,肝、肾功能,并发症,肥胖与消瘦)、药物特点、病人对药物的反应、年龄、价格、货源等因素。

(2)胰岛素:常用胰岛素制剂的使用见表3。

1)适应证:1型糖尿病;2型糖尿病胰岛功能差,饮食控制及口服降糖药不能使代谢控制达标者;2型糖尿病患者遇严重应激时(如较大手术、较严重感染、心肌梗死、脑血管意外等);妊娠糖尿病或2型糖尿病伴妊娠和分娩时;2型糖尿病有严重心、眼、肾、神经等并发症;2型糖尿病合并急性并发症,如酮症酸中毒、高渗综合征;以及禁忌使用口服降糖药时,可改用胰岛素。

2)剂量:剂量根据病情先给予10～30U/d,以后根据血糖控制情况逐步调整。

3)用法:一般于餐前30min皮下注射。①轻型患者可将每日剂量早上一次注射(通常长效和短效胰岛素各占1/3和2/3,或用预混胰岛素);②病情较重或胰岛素用量大于30U/d者,应每日早晚各1次或每餐前各1次;严重者每日3～4次或使用胰岛素泵。

表3 常用胰岛素制剂的使用

剂型		皮下注射作用时间(h)			用法
		开始	最强	持续	
短效	正规胰岛素(RI)	0.5	2～4	6～8	餐前15～30min,2～4次/日
中效	中性鱼精蛋白锌	2～4	8～12	18～24	早、晚餐前15～30min,2～4次/日
	预混(30R,50R)	0.5	2～8	18～24	每日早晚各一次

续表

剂型		皮下注射作用时间(h)			用法
		开始	最强	持续	
长效	鱼精蛋白锌胰岛素(PZI)	4～6	14～20	24～36	早、晚餐前1h,1次/日
	特慢胰岛素锌混悬液	1～1.5	16～24	30～36	多加用短效胰岛素

4）制剂品种：动物及人胰岛素（诺和诺德及礼来人胰岛素的3种短、中、长效制剂或笔芯）均可，但人胰岛素的应用日益普及，妊娠糖尿病推荐使用人胰岛素。

5）最常见和严重的副作用为低血糖，治疗时务必进行血糖监测。

（五）降压治疗

约20％～60％的糖尿病患者伴高血压，对糖尿病高血压者应强化降压治疗，对保护心、脑、肾靶器官、减少心血管事件发生率及病死率至关重要。降压目标：＜130/80mmHg伴糖尿病肾病者，收缩压降至125/75mmHg以下。首选ACE抑制剂或血管紧张素Ⅱ受体阻断剂（ARBS）单用，或与β受体阻断剂或利尿剂或钙通道拮抗剂合用。

（六）调脂

合并单纯TG增高或HDL-C低者应用贝特类，如菲洛贝特（力平之，微粒化力平之），200mg/d。TG及胆固醇均增高者应用他汀类治疗，使目标达TG＜1.5或1.7mmol/L，总胆固醇＜4.5mmol/L，HDL-C＞1.1mmol/L，LDL-C＜3.0mmol/L。

（七）抗血小板治疗

可用肠溶阿司匹林50～150mg/d，以减少心脑血管事件的发生率。

（李秀钧）

第二十七章　糖尿病酮症酸中毒

【概述】

糖尿病酮症酸中毒是由于体内胰岛素水平绝对或相对不足或升糖激素显著增高引起糖、脂肪和蛋白质代谢严重紊乱，所致血糖及血酮体明显增高及水、电解质平衡失调和代谢性酸中毒为主要表现的临床综合征。严重者常致昏迷及死亡，是糖尿病较常见的急性并发症，应予紧急抢救。

各种类型的糖尿病均可发生，常见的诱因有急性感染、外源性胰岛素用量不当或突然大幅度减量或停用、饮食不当（过量或不足、酗酒等）、胃肠疾病（呕吐、腹泻等）、创伤、手术、妊娠、分娩、精神刺激等，有时可无明显诱因，尤其在1型或重症患者。

【临床表现】

糖尿病患者常在上述各种诱因下发生酮症酸中毒，按病情程度可分为轻、中和重度。轻度者仅有酮症，无酸中毒，又称糖尿病酮症；中度者除酮症外，尚有轻、中度酸中毒；重度者常伴意识障碍或重度酸中毒（二氧化碳结合力低于10mmol/L）。

多数患者有烦渴、多饮、多尿、乏力症状，逐渐或突然加重，可出现食欲减退、恶心、呕吐，常伴头痛、烦躁、嗜睡等症状，如未及时治疗，病情继续恶化，出现呼吸深快，甚而出现脱水、尿量减少、四肢厥冷，到晚期少尿或无尿，终至昏迷，危及生命。少数病例可有明显腹痛，酷似外科急腹症，易误诊，应警惕。

【诊断要点】

（一）症状

各类糖尿病患者，原有症状在各种诱因、应急下加重，有上述临床表现者应高度警惕本症。

（二）体征

1. 脱水　口腔黏膜及舌干燥，皮肤弹性减退，眼球下陷，心动过速，严重者出现直立性低血压及休克。

2. 呼吸　呈深而快的酸中毒呼吸，呼气中可闻及酮味（类似烂苹果味）。严重酸中毒者呼吸受抑。

3. 神经症状　重症者可出现神态淡漠、昏迷，各种深、浅反射迟钝或消失，甚至昏迷。

4. 各种诱因所致的体征。

（三）实验室检查

1. 血糖升高　常在 16.7～33.3mmol/L（300～600mg/dl），若超过 33.3mmol/L（600mg/dl）多有高渗状态或肾功能障碍。

血酮体升高，多在 4.8mmol/L（50mg/dl）以上。血二氧化碳结合力和 pH 降低，剩余碱负值增大（>－2.3mmol/L），阴离子间隙增大等。血钠、氯常降低，也可正常或升高。补液后可出现低血钾，应警惕。血尿素氮和肌酐可轻、中度升高。血清淀粉酶、门冬氨酸氨基转氨酶和丙氨酸氨基转氨酶可一过性增高，一般在治疗后 2～3 天可恢复正常。末梢血白细胞数常升高。

2. 尿糖、尿酮体阳性或强阳性，当肾功能严重损害时，尿糖、尿酮体阳性的程度可与血糖、血酮体不相称，可有蛋白尿和管型尿。

3. 其他检查　胸部 X 线检查有助于发现诱因或伴发疾病，心电图检查可发现无痛性心肌梗死，并有助于监测血钾水平。

上述检查均应在治疗过程中随病情转归随时复查、监控，直至病情好转、稳定后再定时按需复查。

【治疗方案及原则】

原则：酮症酸中毒发生的主要因素是胰岛素缺乏，因此，本症在一般支持疗法基础上尽早补充胰岛素是治疗的关键，使用一般采用的小剂量多次给予的治疗方案，这样既可有效地降低血糖，抑制酮体的生成，缓解代谢紊乱，又可避免血糖、血钾和血浆渗透压降低过快后所致各种危险的发生。应按病情采取不同的方案。

1. 对轻、中度病例，可在一般支持疗法的基础上，采用快速、短效（正规）胰岛素 10～20U 皮下或肌内注射，以后依据血糖水平分次给予，直至血糖降至 14.0mmol/L 以下时转至常规治疗。同时应口服足量盐水或静滴盐水，并积极治疗诱因和伴发症。

2. 重症病例　指有严重高血糖、脱水、酮症酸中毒及昏迷者。

（1）补液：在开始 1～2h 内可补充生理盐水 1000～2000ml，以后根据脱水程度和尿量每 4～6h 给予 500～1000ml，一般 24h 内约补液 3000～5000ml，严重脱水但有排尿者可酌情增加。伴高钠血症（血钠高于 155mmol/L）、明显高渗症状而血压仍正常者，可酌情补充 0.45%低渗盐水，直至血钠降至 145mmol/L。当血糖下降至 14.0mmol/L 时，改用 5%葡萄糖生理盐水。氯过高伴有高氯性酸中毒时，可适当应用乳酸林格溶液。对有心功能不全及高龄患者，有条件的应在中心静脉压监护下调整滴速和补液量，补液应持续至病情稳定、可以进食为止。

(2)纠正电解质紊乱:通过输注生理盐水,低钠低氯血症一般可获纠正。糖尿病酮症酸中毒一般总存在钾的丢失,除非经测定血钾高于5.5mmol/L、心电图有高钾表现或明显少尿、严重肾功能不全者暂不补钾外,一般应在开始胰岛素及补液后,只要病人已有排尿均应补钾。一般在心电图与血钾测定监测下,每小时补充氯化钾1.0~1.5g(13~20mmol/L),24h总量约3~6g。待病情控制、患者能进食时,改为口服钾盐,约一周左右。酮症常并发低血磷,但常无临床症状,故一般不必补磷,但若发病开始时即有明显的低血磷,可酌情补充磷酸盐缓冲剂,治疗中需防止发生低血钙及低血镁。

(3)纠正酸中毒:轻、中度患者,一般经上述综合措施后,酸中毒可随代谢紊乱的纠正而恢复。仅严重酸中毒[pH低于7.1或(和)二氧化碳结合力低至4.5~6.7mmol/L(10~15%容积)]时,应酌情给予碱性药物如碳酸氢钠60mmol(5% $NaHCO_3$ 100ml),用蒸馏水稀释至等渗液1.4%浓度后静滴。但补碱忌过快过多。当pH高于7.1、二氧化碳结合力升至11.2~13.5mmol/L或碳酸氢根>10mmol/L时,即应停止补碱药物。

3. 其他治疗

(1)休克:如休克严重,经快速输液后仍未纠正,考虑可能合并感染性休克或急性心肌梗死,应仔细鉴别,及时给予相应的处理。

(2)感染:常为本症的诱因,又可为其并发症,以呼吸道及泌尿系感染最为常见,应积极选用合适的抗生素治疗。

(3)心力衰竭、心律失常:老年或合并冠状动脉性心脏病者尤其合并有急性心肌梗死或因输液过多、过快等,可导致急性心力衰竭和肺水肿,应注意预防,一旦发生应予及时治疗。血钾过低、过高均可引起严重的心律失常,应在全程中加强心电图监护,一旦出现及时治疗。

(4)肾衰竭:因失水、休克或原已有肾病变或治疗延误等,均可引起急性肾衰竭,强调重在预防,一旦发生及时处理。

(5)脑水肿:为本症最严重的并发症,病死率高。可能与脑缺氧、补碱不当、血糖下降过快、补液过多等因素有关。若患者经综合治疗后,血糖已下降,酸中毒改善,但昏迷反而加重,应警惕脑水肿的可能。可用脱水剂、呋塞米和地塞米松等积极治疗。

(6)急性胃扩张:因酸中毒引起呕吐可伴急性胃扩张,用5%碳酸氢钠液洗胃,用胃管吸附清除胃内残留物,预防吸入性肺炎。

(罗　敏)

第二十八章　高渗性非酮症糖尿病昏迷

【概述】

高渗性非酮症糖尿病昏迷是糖尿病的严重急性并发症，以严重高血糖而无明显酮症酸中毒、血浆渗透压升高、出现严重脱水和神经意识障碍为特征。常发生于2型糖尿病和老年患者，因感染、急性胃肠炎、胰腺炎、脑血管意外、严重肾疾患、血液或腹膜透析、水摄入不足、大量摄入含糖饮料和使用糖皮质激素、噻嗪类利尿剂等药物而诱发。

【临床表现】

本症起病常隐匿，先有口渴、多尿和乏力等糖尿病症状出现或加重，逐渐病情加重，尤在上述诱因下，出现食欲减退、明显脱水、唇干舌裂、血压下降、心率加速、尿少或无尿，出现不同程度的意识障碍，如定向力障碍、幻觉、上肢拍击样粗震颤、癫痫样抽搐、失语、偏盲、肢体瘫痪、锥体束征阳性直至昏迷等表现。

【诊断要点】

1. 可有或无糖尿病史，发病前可有上述各种诱因，逐渐出现脱水和各种神经系统症状。尤对中老年患者更应提高警惕。

2. 实验室检查

(1)血糖增高显著，多为33.3～66.6mmol/L（600～1200mg/dl）。血钠多升高，可达155mmol/L或更高，血钾多数正常或降低。

(2)有效血浆渗透压显著增高，可高达330～460mOsm/kgH_2O，一般在350mOsm/kgH_2O以上。

(3)血酮体正常或略高，多不超过4.8mmol/L（50mg/dl）。

(4)白细胞计数可因合并感染或脱水等原因而增高。

(5)血细胞比容因脱水而增高。

(6)血尿素氮和肌酐常增高。不随本症经治疗好转而下降或反而显著升高，提示肾功能不全，预后不良。

(7)血pH可正常或偏低。一般血清碳酸氢根≥15mmol/L或动脉血pH≥7.30。

【治疗方案及原则】

1. 补液　患者常有严重失水，尤其脑细胞失水可危及生命，故及时积极补液是挽救患者生命、决定预后的关键措施。

如估计失水达3000～8000ml，可分批于2～3d内补足。如血浆渗透压大于350mmol/L或血钠高于155mmol/L，无休克者，可给予0.45%～0.6%的低渗盐水，直至血浆渗透压下降至320mmol/L以下，改用等渗生理盐水。当血糖降至14.0 mmol/L (250mg/dl)以下时，改用5%葡萄糖液，应在中心静脉压及血浆渗透压监测下调整补液的量和速度，严密监护心率及肺底有无啰音出现。

输液总量一般按患者原体重的10%～20%估算，开始2h内输1000～2000 ml，头12h给予估计输液总量的1/2，再加上所排尿量的液体量，其余在24h内输入。

2. 胰岛素治疗 一般在治疗的早期，采用快速、短效正规胰岛素，加入生理盐水内静滴，速率约为每小时0.1U/kg或0.5U/kg。病情严重者，可先静滴10～20U快速胰岛素，然后每2h根据血糖值调整胰岛素用量，总的原则为血糖不宜下降过快，以每小时下降5.6mmol/L (100mg/dl)为宜。当血糖降至14.0mmol/L(250mg/dl)时，应将胰岛素剂量减半，严防出现低血糖。病情稳定后，胰岛素改为皮下给予。

3. 补钾 除对有少尿、肾功能不全或血钾在5.5mmol/L以上或心电图上有高血钾表现者，应严密监测血钾、暂不补钾外，大多数患者均应在治疗一开始即静脉补充钾盐，每小时约给10～20mmol/L，以后每2～4h测定血钾一次，按血钾值调整给予剂量，病情稳定后可改为口服钾盐，更为安全。

4. 其他治疗

(1)积极治疗诱因；

(2)纠正休克，经补液后若休克仍未纠正，可输血浆；

(3)因血液高渗、粘度增高，易致动、静脉血栓形成或出现弥散性血管内凝血(DIC)，应作相应的防治措施。

(4)补液过程中防治可能出现的脑水肿。

(罗 敏)

第二十九章　胰岛素瘤

【概述】

胰岛素瘤(insulinoma)又称胰岛β细胞瘤，是一种以分泌大量胰岛素而引起发作性低血糖症候群为特征的疾病，为器质性低血糖症中较常见的病因。

本病约90%以上为胰岛β细胞的良性肿瘤，且约90%为单个，也可多发。90%左右的肿瘤位于胰腺内，在胰腺头、体、尾各部位发生的几率相同。此外，肿瘤也可发生在胰腺外脏器，如网膜、脾门、胃壁、肝胃韧带、十二指肠、胆囊、肠系膜、空肠、回肠、美克尔憩室等。腺瘤一般较小，直径在0.5～5.0cm之间，最大者可达15cm，血管丰富，包膜完整。此外，有微腺瘤、腺癌(罕见)以及弥漫性胰岛细胞增生或胰岛β细胞增殖症。

约4%的胰岛素瘤与其他内分泌腺瘤如肾上腺瘤、甲状旁腺瘤、垂体瘤同时存在，与甲状旁腺瘤和垂体瘤组成Ⅰ型多发性内分泌腺瘤病。

本病可发生于各个年龄段，但40～60岁多发，无性别差异，部分有家族史。

【临床表现】

本病多缓慢发病，有两个特征：一是空腹或餐后4～5小时发作性的低血糖症状，另一个特征是低血糖发作时低血糖表现比交感神经刺激症状明显。

1. 低血糖致交感神经和肾上腺髓质兴奋，释放多量肾上腺素所引起的症状特征：心慌、心悸、烦躁、饥饿、口渴、软弱、手足颤抖、面色苍白、大汗淋漓、心率增加以及血压升高等。

2. 低血糖使脑细胞因葡萄糖供应不足伴氧供降低而发生脑功能障碍，出现精神、神经异常。受累部位可从大脑皮质开始，顺序波及间脑、中脑、脑桥和延髓。

初始精神不集中，思维和语言迟钝，头晕、嗜睡、视物不清，步态不稳；继之可有幻觉、躁动、易怒、行为怪异等精神失常表现；病情进一步发展，皮质下依次受累时，病人神志不清、肌肉震颤及运动障碍，甚至发生癫痫样抽搐或瘫痪，并出现病理性神经反射，最后昏迷、体温下降，肌张力低下，瞳孔对光反射消失，可危及生命。

3. 早期症状较轻，可自然或进食后缓解。部分患者的自身经验进甜食可以防止或终止低血糖的发生，因易于饥饿而频繁进食，以致肥胖。

4. 患者一般状况良好，除多食者可较肥胖外，一般无阳性体征。

5. 病人如长期得不到治疗，由于低血糖反复发生对大脑的损害而致痴呆。

【诊断要点】

(一) 空腹及发作时低血糖

低血糖的典型表现为 Whipple 三联症：

1. 空腹和运动可诱发低血糖的发生；

2. 发作时血糖低于 2.8mmol/L (50mg/dl)；

3. 供糖后低血糖反应很快减轻或消失。

(二) 胰岛素和C肽不适当分泌过多

正常人空腹胰岛素在 172pmol/L(24μU/ml)以下，胰岛素瘤患者超过正常。一般采用胰岛素释放指数作为诊断指标。

1. 胰岛素释放指数=[血浆胰岛素(μU/ml)]/[血浆葡萄糖(mg/dl)]，正常人<0.3，胰岛素瘤患者>0.4，可在 1.0 以上。

2. 胰岛素释放修正指数=[血浆胰岛素(μU/ml)×100]/[血浆葡萄糖－30(mg/dl)]，正常人<50μU/mg，>85μU/mg 提示本病。

3. C 肽测定 与血糖、胰岛素测定可同步进行(有条件或必要时检查)。

(三) 饥饿试验(禁食试验)

必要时进行。胰岛β细胞瘤患者禁食 12～18 小时后，约有 2/3 的病例血糖可降至 3.3mmol/L 以下，24～36 小时后绝大部分患者发生低血糖症（血糖<2.8mmol/L，而胰岛素水平不下降)。如禁食 72 小时不发生低血糖症者，可排除本病。

此试验应在医生监护下进行，一旦出现低血糖症状应立即取血分别测血糖和胰岛素，同时给患者进食或注射葡萄糖并终止试验。

(四) 刺激试验

1. 葡萄糖刺激胰岛素释放试验(行 4 小时 OGTT，同时测定血糖和胰岛素)，如胰岛素高峰超过 150μU/ml 为阳性。

2. 甲磺丁脲(D860)刺激试验，胰高糖素试验，可刺激胰岛素大量分泌而诱发低血糖，对病人比较危险，应严格掌握适应证，并在医生监护下进行。

3. C 肽抑制试验 必要时进行(略)。

(五) 定位检查

1. 影像检查 如超声和 CT、MRI 有助于肿瘤的定位诊断；但大部分肿瘤的瘤体较小（直径 5.5～10mm)，可采用选择性腹腔动脉血管造影来进行术前定位。有条件可经皮肝穿刺插管做胰腺分段取血，测定胰岛素和 C 肽等。

2. 对疑有多发性内分泌腺瘤病患者，应做相应部位的定位检查及相关的实验室生化检查和激素测定。

(六) 除外其他原因引起的低血糖

根据病史、症状、体征、实验室检查，与功能性低血糖、严重肝脏病变、其他部位癌肿及药物引起的低血糖鉴别。

【治疗方案及原则】

(一) 低血糖发作时的治疗

1. 轻者进食糖水或糖果，重者静脉注射50%葡萄糖液50～100ml，可立即缓解。

2. 严重者除静脉注射50%葡萄糖液外，还需视情况继续给予5%～10%葡萄糖液静脉滴注，必要时可加用氢化可的松100mg滴注或胰高糖素1mg肌内注射，直至病人好转能进食。

(二) 手术治疗

对临床诊断为胰岛素瘤或高度怀疑为本病者，应进行手术探查，切除肿瘤为治疗的根本措施。术中必须仔细探查全部胰腺，若未能发现肿瘤，则应作活检，并检查有否异位肿瘤的可能。

由于肿瘤小(或增生)在未探查到肿瘤时，可酌情从胰尾开始向胰头逐步分段切除，每切一小段同时监测血糖，如血糖上升，表示病变已去除。

(三) 药物治疗

对于不能手术、拒绝手术、术后未缓解或复发以及等待手术者，可酌情给予二氮嗪(diazoxide)、苯妥英钠、肾上腺皮质激素等药物，以缓解症状。

链脲佐菌素(streptozotocin)、5-氟尿嘧啶等破坏胰岛β细胞的药物，可酌情用于不能切除的胰岛素瘤或作为术后辅助治疗。苯妥英钠、普萘洛尔、氯丙嗪等有抑制胰岛素分泌的作用，也可使用。

(四) 放射治疗

根据患者的情况和医院条件，必要时酌情选择深部X线照射或其他放射性核素治疗。

(杨明功)

第三十章　痛　风

【概述】

痛风是由于慢性嘌呤代谢障碍所致高尿酸血症、反复发作的痛风性急性关节炎、痛风石、尿酸性尿路结石、间质性肾炎，严重者致关节畸形及功能障碍等一系列临床表现的异质性疾病。按病因可分为原发性和继发性两类，原发性占绝大多数。原发性者多由多基因遗传缺陷引起肾小管分泌尿酸功能障碍，使尿酸排泄减少或嘌呤代谢缺陷导致尿酸生成增多所致。在原发性痛风患者中，由尿酸生成增多所致者仅占10%左右，大多数均由尿酸排泄减少所致。继发性者多由某些遗传性疾病，如Ⅰ型糖原累积病等、某些血液病如白血病、多发性骨髓瘤、淋巴瘤及其他恶性肿瘤化疗和放疗后或慢性肾病等，都可因尿酸生成过多或肾小管分泌尿酸减少而致高尿酸血症。

【临床表现】

好发于40岁以上的中老年男性（约占95%），患者常有家族遗传史。临床表现可分为四个阶段：

（一）无症状期

仅有血尿酸波动性或持续性增高。从血尿酸增高至症状出现可长达数年至数十年，甚至终身无临床症状，称为无症状性高尿酸血症。高尿酸血症同时伴痛风性关节炎，才可诊断为痛风。

（二）急性关节炎期

是原发性痛风最常见的首发症状。初发时往往仅累及小关节，后发展为多关节受累。以足拇趾的趾关节为好发部位，其次为足底、踝、足跟、膝、腕、指和肘。第一次发作通常在夜间，数小时内局部关节即出现红、肿、热、痛，并伴有发热、白细胞增多与血沉增快等全身症状。疼痛往往十分剧烈，轻度按压便可有剧烈疼痛。患者常在夜间痛醒而难以忍受。受寒、劳累、酗酒、食物过敏、进食含嘌呤食物、感染、创伤和手术等，为常见的诱发因素。

（三）间歇期

少数患者终身可只发作一次便不再复发，也有偶尔5～10年后复发，一般在6个月至2年内会第二次发作。通常病程愈长、发作愈多，病情也愈重，并出现X线改变。

(四) 慢性关节炎与肾病变期

1. 慢性关节炎 多见于未经治疗或治疗不规则、反复发作者。其病理基础是痛风石在骨关节周围组织中形成并引起关节的慢性损伤，称为痛风性慢性关节炎。此期关节炎发作较频，间歇期缩短，疼痛日益加剧，甚至发作后不能完全缓解。痛风石的形成是由于尿酸盐沉积在软骨、滑膜、肌腱和软组织的结果，为本期常见的特征性表现。痛风石常见于耳廓、跖趾、指间、掌指、肘等关节附近，亦可见于尺骨鹰嘴滑车和跟腱内。痛风本身虽然不痛，但若痛风石形成过多并毁损关节可致手足畸形、功能障碍。痛风石表面的皮肤可变得十分薄弱，一旦溃破可排出白色粉末状尿酸盐结晶，此时病变一般已至晚期。

2. 肾脏病变 病程较长的痛风患者约 1/3 有肾脏损害，表现为三种形式：

(1)痛风性肾病：为过多的尿酸盐沉积在肾间质内所致。早期可仅有间歇性蛋白尿和显微镜下血尿，随着病程进展逐渐转为持续性蛋白尿，肾浓缩功能受损，出现夜尿增多、等渗尿等。晚期发展为慢性肾功能不全。部分患者以痛风性肾病为最先的临床表现，而关节炎症状不明显，易与肾小球肾炎和原发性高血压合并肾病混淆。

(2)尿酸性肾结石：部分患者可以尿酸性肾结石为首发表现。若为细小泥沙样结石，因可随尿液排出故可无症状，而较大结石则常引起肾绞痛、血尿及尿路感染等症状。

(3)急性肾衰竭：由于大量尿酸盐结晶堵塞在肾小管、肾盂及输尿管内，引起尿路梗塞。患者突然出现少尿甚至无尿，如不及时处理，可迅速发展为急性肾衰竭。

【实验室检查】

(一) 血尿酸测定

用尿酸酶法所测得的血清尿酸正常范围为 150～380μmol/L(2.4～6.4mg/dl)(男性)和 100～300mol/L[1.6～3.2mg/dl(女性)]。男性高尿酸血症者一般血尿酸值大于 420μmol/L，女性大于 300μmol/L。

(二) 尿尿酸测定

痛风患者在限制嘌呤饮食后尿尿酸仍超过 3.57mmol/L (600mg/d)，提示尿酸生成增多。

(三) 滑囊液检查

急性痛风性关节炎时，关节滑囊穿刺液内可发现白细胞内有双折光性针形尿酸盐结晶，常伴多形核白细胞增多。

(四) 痛风结节内容物检查

痛风结节破溃物或穿刺液内可发现尿酸结晶。

(五) 特殊检查

X线检查可发现受累关节的骨软骨缘邻近关节的骨质可有圆形或不整齐、穿凿样透亮缺损,系尿酸盐侵蚀骨质所致,为痛风的X线特征。

【诊断要点】

典型的痛风性关节炎发作表现、特殊的诱发因素、家族史、好发年龄,以及尿酸结石史等,可疑及痛风。

以下为诊断依据,尤以前三点最为重要:

1. 血尿酸增高;
2. 关节腔穿刺取滑囊液,证实存在尿酸盐结晶;
3. 痛风石活检或穿刺内容物,证实为尿酸盐结晶;
4. 受累关节X线检查,呈痛风的X线特征。

急性关节炎期确诊有困难时,可试用秋水仙碱作诊断性治疗,如为痛风,服秋水仙碱后症状迅速缓解,具诊断意义。

【治疗方案及原则】

原发性痛风目前尚无根治方法,但控制高尿酸血症可使病情逆转。

(一) 一般处理

蛋白质摄入量,限制在1g/(kg·d)左右。不进高嘌呤食物(心、肝、肾、沙丁鱼等),严格戒酒,避免诱发因素。鼓励多饮水,使尿量在2000ml/d以上。当尿H^+浓度在1000nmol/L(pH 6.0以下)时,宜服碱性药物,如碳酸氢钠1~2g,3次/日,使尿H^+浓度维持在630.9~316.3nmol/L(pH 6.2~6.5)为宜。若晨尿呈酸性时,晚上加服乙酰唑胺250mg,可使尿保持碱性,增加尿酸溶解度,防止结石形成。同时,不应使用抑制尿酸排泄的药物,如双氢克尿塞、呋塞米、乙胺丁醇、吡嗪酰胺和烟酸等。

(二) 急性关节炎期的治疗

应绝对卧床休息,抬高患肢,避免受累关节负重,持续至关节疼痛缓解后72小时左右方可逐渐活动。应尽早应用下列药物控制关节炎,缓解症状。

1. 秋水仙碱　对控制痛风性关节炎具显著性疗效,当为首选。一般于服药后6~12h症状减轻,24~48h内约90%以上的患者可得到缓解。常规剂量为每小时0.5mg或每2小时给1mg口服,直至症状缓解或出现腹泻等胃肠道副作用或虽用至最大剂量6mg而病情尚无改善时,则应停用。静脉注射秋水仙碱能迅速奏效,胃肠道副作用少。用法:秋水仙碱2mg,溶于10ml生理盐水,缓慢注射(注射时间不短于5分钟),如病情需要,每隔6h后可再给予1mg,一般24小时总剂量应控制在3mg以内。但应注意:如果静脉注射时药液外漏,则可引起组织坏死,应严加防范。此外,秋水仙碱除可引起胃肠道反应外,尚可导致骨髓抑制、肝细胞损害、脱发、精神抑郁、上行性麻痹、呼吸抑制等。因此，原有骨髓抑制及有肝、肾功能损害患者剂量应减半，并密切观察。血白细胞减少者禁用。

2. 非甾体类抗炎镇痛药 对不能耐受秋水仙碱的患者尤为适用。此类药物与秋水仙碱合用可增强止痛效果，但应在餐后服用，以减轻胃肠道反应。常用的药物有吲哚美辛、炎痛喜康、萘普生、布洛芬、保泰松和羟保泰松等。其中以吲哚美辛应用最广。本类药物一般在开始治疗时给予接近最大剂量，以达最大程度地控制急性症状，然后，在症状缓解时逐渐减量。

(1)吲哚美辛：开始剂量为 50mg，每 6 小时一次，症状减轻后逐渐减至 25mg，2～3 次/日。此药可有胃肠道刺激、水钠潴留、头晕、皮疹等副作用，有活动性消化性溃疡症者禁用。

(2)布洛芬：常用剂量为 0.2～0.4g，2～3 次/日，通常 2～3 天内可控制症状，该药副作用较小，偶可引起胃肠道反应及肝转氨酶升高，应加以注意。

(3)保泰松或羟保泰松：初始剂量为 0.2～0.4g，以后每 4～6 小时 0.1g。症状好转后减为 0.1g，3 次/日。该药可引起胃炎及水钠潴留，偶有白细胞及血小板减少。有活动性溃疡病及心功能不全者忌用。

(4)炎痛喜康：作用时间长，20mg/d，一次顿服。偶有胃肠道反应。长期用药应注意周围血白细胞数和肝、肾功能。

(5)萘普生：抗炎镇痛作用较强，而胃肠道反应较轻，口服 0.25g，2～3 次/日。

3. 糖皮质激素 对急性关节炎的发作具有迅速缓解作用，但停药后容易复发，且长期应用易致糖尿病、高血压等并发症，故不宜长期应用。仅对用秋水仙碱、非甾体类抗炎药治疗无效、不能耐受或有禁忌证者，可考虑短期使用。一般用强的松片 10mg，3 次/日。症状缓解后逐渐减量，以免复发。

（三）间歇及慢性期的治疗

虽经上述治疗但症状仍不宜控制、反复发作者，可用小剂量秋水仙碱维持治疗，方法：0.5～1.0mg/d，在用药过程中应密切注意秋水仙碱对骨髓的可能抑制作用和定期复查肝、肾功能。合理应用具有抑制尿酸合成与促进尿酸排泄的药物，控制高尿酸血症，使血尿酸水平维持在 360μmol/L (6mg/dl)以下。

这两类药物均无抗炎、止痛作用，通常依据患者的肾功能及 24 小时尿尿酸排泄量进行选择。如果肾功能正常、24 小时尿尿酸排泄量小于 3.75mmol 者，可选用促进尿酸排泄的药物；如肾功能减退、24 小时尿尿酸排泄量大于 3.75mmol 者，则应应用抑制尿酸合成的药物。

1. 抑制尿酸合成的药物 主要有别嘌醇，为黄嘌呤氧化酶抑制剂，它可抑制黄嘌呤氧化酶，使次黄嘌呤和黄嘌呤不能氧化为尿酸。因而可迅速降低血尿酸浓度，减少痛风石及尿酸性结石的形成。若合用促进尿酸排泄的药物，可加快血尿酸水平的下降，并动员沉积在组织中的尿酸盐，溶解痛风石。常用剂量为100mg，2～4次/日。病情需要时可增至200mg，3次/日。直至血尿酸浓度降至360μmol/L（6mg/dl）后，逐渐减量。用药初期可能会因血尿酸转移性增多而诱发急性关节炎发作，此时可加用秋水仙碱治疗。少数患者使用本药可发生过敏综合征，表现为发热、过敏性皮疹、腹痛、腹泻、白细胞和血小板减少等。应提高警惕，一般经停药和对症治疗均可恢复。个别患者可发生严重的上皮组织中毒性坏死溶解、急性脉管炎、严重的肝、肾功能损害等，甚至大面积的肝坏死，病情危重，应积极抢救治疗。通常副作用多见于有肾功能不全者。因此，伴有肾功能损害的患者，使用剂量应酌情减少并密切观察。此外，老年患者使用此药也应谨慎。

2. 促进尿酸排泄的药物　此类药物主要通过抑制肾小管对尿酸的重吸收，增加尿尿酸排泄而降低血尿酸水平。适用于肾功能正常、每日尿酸排泄量不高的患者。对于24小时尿尿酸排泄量大于3.57mmol（600mg）或已有尿酸性结石形成者，应用此类药有可能造成尿路梗塞或促进尿酸性结石的形成，故不宜使用。为避免用药后因尿中尿酸排泄量急剧增多而引起肾脏损害及肾结石，故应注意从小剂量开始，同时应口服碳酸氢钠3～6g/d，以碱化尿液；并多饮水，保持尿量在2000ml/d以上。某些药物如噻嗪类利尿剂、呋塞米、乙胺丁醇、吡嗪酰胺、烟酸等，可抑制尿酸的排泄，应避免同时使用。

(1)丙磺舒（羧苯磺胺）：初始剂量为0.25g，2次/日，两周后逐渐增至0.5g，3次/日。最大剂量不应超过2g/d。约有5％的患者可发生皮疹、发热、胃肠道反应等副作用。

(2)磺吡酮（苯磺唑酮）：为保泰松的衍生物。其促进尿酸排泄的作用较丙磺舒强，副作用亦相对较少。与丙磺舒合用具有协同作用。初始剂量一般为50mg，2次/日，渐增至100mg，3次/日，最大剂量为600mg/d。该药对胃黏膜有刺激作用，溃疡病患者慎用。

(3)苯溴马隆：具有较强的利尿酸作用。常用剂量为25～100mg，1次/日。副作用轻微，少有皮疹、发热和胃肠道反应。

3. 其他　若伴有肥胖、高血压、冠心病、尿路感染、肾衰竭等，需作相应的治疗。关节活动有障碍者，可作适当的锻炼和理疗。痛风石较大或溃破形成瘘管者，应行手术。有关节畸形者，应手术矫正。

(四) 并发急性肾衰竭的治疗

由尿酸性肾病所致者，应立即给予乙酰唑胺500mg，其后为250mg，3次/日。同时，静脉补充足够的水分，适量滴注1.25％碳酸氢钠液。为增加尿量，可静注呋塞米 40～100mg。此外，应尽早给予别嘌醇，初始剂量为 8mg/(kg·d)，3～4 天减为 100～300mg/d。血尿素氮和肌酐升高显著者，可行血液透析或腹膜透析。

肾盂或输尿管尿酸性结石所致尿路梗阻也可引起急性肾衰竭，除使用别嘌醇和碱化尿液外，可先行经皮肾造口术，以缓解尿路梗阻，待病情稳定后再去除尿路结石。

（罗 敏）

第三十一章 肥 胖 症

【概述】

肥胖症指体内脂肪堆积过多及(或)分布异常、体重增加,是常见的营养障碍性疾病,是遗传因素和环境因素共同作用的结果。肥胖可作为某些疾病的临床表现之一,称为继发性肥胖症。肥胖症与多种疾病如血脂异常、高血压、冠心病、糖耐量异常或糖尿病等有密切关系,因此积极预防和治疗肥胖症极为重要。

【临床表现】

1. 肥胖症可见于任何年龄,女性较多见。多有进食过多及(或)运动不足病史。常有肥胖家族史。

2. 轻度肥胖多无症状,中、重度肥胖症可引起气急、关节痛、肌肉酸痛、体力活动减少以及焦虑、忧郁等。

3. 伴随病或并发症　临床上肥胖、血脂异常、高血压、冠心病、糖耐量异常或糖尿病等疾病常同时发生,并伴有高胰岛素血症,认为均与胰岛素抵抗有关,称为代谢综合征。肥胖症还可伴随或并发睡眠呼吸暂停、胆囊疾病、高尿酸/痛风、骨关节炎、生殖功能下降以及某些癌肿(乳腺癌、子宫内膜癌、结肠癌等)发病率增高等。

【诊断要点】

1. 测量身体的肥胖程度和体内脂肪分布。

(1)体重指数 (body mass index,BMI):测量身体的肥胖程度。

BMI(kg/m^2)=体重(kg)/[身长(m)]^2

(2)理想体重(ideal body weight,IBW):测量身体的肥胖程度。

IBW(kg)=身高(cm)-105

或=[身高(cm)-100]×0.9(男性)或0.85(女性)

(3)腰围或腰/臀比(waist/hip ratio,W/H):反映体内脂肪分布。病人取直立体位,腰围在腰部肋下缘与髂骨上缘间中点水平测量,臀围于耻骨联合水平测量臀部最大周径。

(4)CT或MRI:估计或计算皮下脂肪厚度或内脏脂肪量,是评估体内脂肪分布最准确的方法,但不作为常规检查项目。

(5)其他:身体密度测量法、生物电阻抗测量法、双能X线(DEXA)吸收法测定体脂总量等。

2. 诊断标准 我国成人超重和肥胖界限建议(中国肥胖问题工作组 2002):我国成人 BMI 18.5～23.9 为正常范围,<18.5 为体重过低,≥24 为超重,≥28 为肥胖;男性腰围≥85cm、女性腰围≥80 为腹部脂肪积聚。

3. 鉴别诊断

(1)鉴别水潴留性肥胖症。

(2)鉴别继发性肥胖症、下丘脑性肥胖、皮质醇增多症和多囊卵巢综合征等。

4. 肥胖并发症及伴随病的诊断 如糖尿病或糖耐量异常、血脂异常、高血压、冠心病、痛风、胆石症、呼吸睡眠暂停等,应予以诊断以便给予相应的治疗。

【治疗方案及原则】

强调预防重于治疗。结合病人的实际情况制定合理的减肥目标极为重要,体重过分及(或)迅速下降而不能维持下去往往使病人失去信心。治疗的两个主要环节是减少热量摄取及增加热量消耗。强调以行为、饮食、运动为主的综合治疗,必要时辅以药物或手术治疗。继发性肥胖症应针对病因进行治疗。各种并发症及伴随病应给予相应的处理。

1. 行为治疗 通过宣传教育使病人及其家属对肥胖症及其危害性有正确的认识,从而配合治疗、采取健康的生活方式、改变饮食和运动习惯,自觉地长期坚持是肥胖症治疗首位及最重要的措施。

2. 饮食控制 控制进食总量,采用低热卡、低脂肪饮食,避免摄入高糖类食物。对肥胖患者应制订能为之接受、长期坚持下去的饮食方案,使体重逐渐减轻到适当水平,再继续维持。制订饮食方案必须个体化,使所提供的热量达到一定程度的负平衡。热量过低患者难以坚持,而且可引起衰弱、脱发、抑郁甚至心律失常,有一定的危险性。一般所谓低热量饮食指 62～83kJ(15～20kcal)/(kg·d),极低热量饮食指<62kJ(15kcal)/(kg·d)。极少需要极低热量饮食,而且不能超过 12 周。饮食的合理构成极为重要,须采用混合的平衡饮食。

3. 体力活动和体育锻炼 与饮食控制相结合,并长期坚持,可以预防肥胖或使肥胖病人的体重减轻。必须进行教育并给予指导,运动方式和运动量应适合患者的具体情况,有心血管并发症和肺功能不好的患者须更为慎重。应进行有氧运动,循序渐进。

4. 药物治疗 对严重肥胖患者可应用药物减轻体重,然后继续维持。但临床上如何更好地应用这类药物仍有待探讨,用药可能产生药物副作用及耐药性,因而选择药物治疗的适应证必须十分慎重,根据患者的个体情况衡量可能得到的益处和潜在的危险(利弊得失),以作出决定。

国际肥胖特别工作组 2000 年关于亚太地区肥胖防治指导意见:药物治疗只

能作为饮食控制与运动治疗肥胖的辅助手段。有以下情况时可考虑药物治疗：①明显的饥饿感或食欲亢进导致体重增加；②存在相关疾病或危险因素，如IGT、血脂异常、高血压等；③存在肥胖相关性疾病，如严重的骨关节炎、睡眠阻塞性通气障碍、反流性食管炎等。以下情况不宜使用减肥药物：①儿童；②原先有过该类药物不良反应者；③孕妇及乳母；④正在服用其他选择性血清素再摄取抑制剂的病人。

目前获准临床应用的减肥药物只有奥利司他和西布曲明，但仍需长期追踪及临床评估。

奥利司他(orlistat)是胃肠道脂肪酶抑制剂。使食物中脂肪吸收减少30%，促进能量负平衡从而达到减肥效果。推荐剂量为120mg，3次/日，进餐时服药。不被胃肠道吸收，可见轻度消化系统副作用，如肠胃胀气、大便次数增多和脂肪便等。

西布曲明(sibutramine，β-苯乙胺)是中枢神经作用药物。抑制下丘脑去甲肾上腺素和血清素的再摄取，减少摄食，降低体重；还具有产热作用，可能与其间接刺激中枢交感传出神经、激活褐色脂肪组织中的β_3肾上腺素能受体，导致其中葡萄糖利用增高有关。剂量为10～30mg，1次/日，早餐时服药。本药的副作用包括食欲降低、便秘、口干、失眠、轻、中度血压增高和心率增快等，需给予监测，有心血管并发症者慎用或不用。

5. 外科治疗　空回肠短路手术、胆管胰腺短路手术、胃短路手术、胃成形术、迷走神经切断术及胃气囊术等，可供选择。手术有效(指体重降低>20%)率可达95%，死亡率<1%，不少患者可获得长期疗效，术前并发症可不同程度地得到改善或治愈。但手术可能并发吸收不良、贫血、管道狭窄等，有一定的危险性，仅用于重度肥胖、减肥失败又有严重并发症，而这些并发症有可能通过体重减轻而改善者。术前要对患者的全身情况作出充分估计，特别是糖尿病、高血压和心肺功能等，给予相应的监测和处理。

6. 肥胖症的预防　肥胖应以预防为主，应使人们认识到其危险性而尽可能地使体重维持在正常范围内。预防肥胖症应从儿童时期开始。

(程　桦)

第三十二章　原发性骨质疏松症

【概述】

原发性骨质疏松症（primary osteoporosis）包括绝经后骨质疏松症（Ⅰ型）和老年性骨质疏松症（Ⅱ型），表现为单位体积骨量降低、矿盐和骨基质等比例减少、骨组织微细结构破坏致骨脆性和骨折危险性增加的一种全身性骨骼疾病。骨质疏松症的严重后果是骨折，轻者丧失自理能力，重者危及生命。骨折常发生的部位为椎骨、髋部和腕部。约15%～20%的髋骨骨折患者在病后1年内由于各种并发症而死亡，50%以上的存活者终身致残。美国每年有130万人由于骨质疏松症而发生骨折，耗资100亿美元。我国已进入老龄化社会，骨质疏松症的发病率逐年升高，其诊断与防治刻不容缓。

【临床表现】

（一）骨痛

以腰背、髋部、肩部、大腿等部位多见。轻者乏力、四肢麻木和腰背酸痛和（或）不适，重者有严重骨痛，甚至行走困难。

（二）骨变形

以椎体压缩性骨折引起身高变矮、脊柱后凸（驼背）以及由此而引起胸廓畸形，严重时可影响肺功能。

（三）骨折

可发生于任何部位，但多发生在承受压力最大的部位如脊柱胸腰段、髋部、股骨颈和桡尺骨远端等。

【实验室检查】

（一）骨矿物质指标

血清钙、磷及碱性磷酸酶多正常，尿钙、磷多正常或偏高。

（二）骨形成指标

血清碱性磷酸酶（ALP）、骨钙素（BGP），有条件的可测骨源性碱性磷酸酶（BALP），特异性更好。

（三）骨吸收指标

空腹2h尿钙/肌酐比值，尿羟脯氨酸/肌酐比值，血浆抗酒石酸酸性磷酸酶（TRAP）。有条件的可测尿吡啶啉（Pyr）和脱氧吡啶啉（dPyr）。

骨形成及骨吸收指标均增高示高转换型，均正常或降低示低转换型。分型有助于药物选择及动态观察。

(四) 放射学检查

骨质疏松症是一种全身性疾病，松质骨和皮质骨均可累及。松质骨病变出现较早，椎体几乎全为松质骨所构成。常用的X线检查部位包括脊柱、骨盆、股骨颈、腕部及颅骨。早期表现为骨小梁减少、变细和骨皮质变薄，晚期椎体骨小梁结构模糊不清，骨小梁呈稀疏格子状。为维持骨的支持作用，沿应力线排列，上下垂直骨小梁比较明显，呈栅栏状。单纯X线检查对诊断早期骨质疏松症意义不大，只有当骨量丢失至少达30%～50%时，X线片上才呈现上述骨质疏松表现。

(五) 骨密度测量

骨量和密度测定是最重要的检测方法。骨量和密度是影响骨强度的重要因素。常用的方法有双光子吸收骨密度测定(dual photon absorptionmetry，DPA)，可测定外周软组织较厚的骨骼如腰椎和股骨。骨密度与同年龄、性别、种族的正常人相比，可作为预测骨折的指标。双能X线吸收骨密度测定(dual energy X-ray absorptionmetry，DEXA)用软X线能源代替放射活性光子源，进一步减少了放射量，其适应证与双光子骨密度仪相似。

定量体层扫描(quantitative computed tomography，QCT)提高了测量的精密度，可测量较小的骨内小梁骨体积，并可选择性地测量某一部分的骨密度，如小梁骨或皮质骨。双能定量CT可减少此误差，但又增加了射线暴露量和降低了机器的精确度。超声骨密度测定是近年来出现的一种新的骨密度测定方法，其优点是无创无射线辐射、方便，但只能做表面骨如髌骨和跟骨，也可做桡骨和胫骨。

骨质疏松症的诊断标准，一般为骨密度值低于同性别健康人平均骨峰值的2个标准差。

(六) 骨活检和骨计量学检查

因此检查属创伤性，一般不作常规检查用。

骨计量学检查或定量组织形态测量(quantitative histomorphometry)能观察骨代谢及骨量的细微改变。一般多自髂骨横向取材，常用部位距髂前上棘后方及下方各2cm处，可同时得到两层皮质骨及其中间的小梁骨，可以帮助鉴别其他骨代谢疾患如甲状旁腺功能亢进、骨软化、多发性骨髓瘤或转移瘤。

骨质疏松症的诊断主要根据临床表现(特别是年龄、性别和非暴力性骨折史)和骨密度检查，同时排除骨形成刺激剂，包括活性维生素D、氟化物、合成类固醇等。

【治疗方案及原则】

（一）一般治疗

均衡、富含钙膳食，增加户外活动，适度加强腰背部肌肉锻炼，谨防跌倒等外伤，戒烟、少饮酒等。

（二）药物治疗

1. 雌激素　雌激素缺乏是引起Ⅰ型骨质疏松症的关键因素之一。适时适量地补充雌激素有利于抑制破骨细胞的活性，减少骨吸收，达到增加骨量的目的。传统的治疗方案有以下几种：合成或结合雌激素如妊马雌酮 0.625～1.25mg/d，连用 25 日，甲孕酮 5～10mg/d，第 15～25 日用药，停药 7 日后继续下一周期的治疗，或用尼尔雌醇 1～2mg，每 2 周 1 次，每月口服 2 次，或用炔雌醇 5～10μg/d。戊酸雌二醇，1～2mg/d。由于单纯的雌激素替代疗法会引起不规律阴道出血，增加子宫内膜癌和乳癌的发病率，故目前倾向于使用雌孕激素联合治疗或雌孕雄三种激素按比例使用。

合成的雌激素类制剂利维爱（Livial），含有 7-甲异炔诺酮，有雄激素、孕激素和雌激素作用，剂量为 2.5mg，1 次/日，口服。

对有乳腺癌、子宫内膜癌、卵巢癌、子宫内膜异位症、子宫肌瘤、不明原因阴道出血、活动性肝炎、系统性红斑狼疮病史或家族史，以及凝血等机制疾患者禁用。所有接受雌激素治疗的患者，应在治疗前、治疗期间定期进行妇科和乳腺检查。

2. 降钙素　破骨细胞有降钙素受体，降钙素可直接抑制破骨细胞的活性，减少降钙素受体的数量，抑制骨吸收。降钙素最适用于骨转换率高和不愿接受和不宜采用雌激素的患者，由于它有类内啡肽的作用，因而也适用于发生骨折时的急性疼痛期。用降钙素时需补充足量的钙剂，常用鲑鱼降钙素（salmon calcitonin）50IU 皮下或肌内注射，3 次/周，疗程半年至一年，近来也有用喷鼻制剂。另一种为鳗鱼降钙素（elecatonin），商品名为益钙宁，10mg/次，每周两次，肌注。

3. 双膦酸盐　双膦酸盐是焦磷酸盐的活性类似物，是骨矿化内源性生理抑制剂，抑制破骨细胞的活性，抑制骨吸收，它可以紧密地结合于羟磷灰石的晶格中，阻止骨丢失，但长期过量应用双膦酸盐会抑制新合成的骨基质矿化，抑制骨再建。因此，目前采用间断给药方法如用两周邦特林（羟基二磷酸钠）200mg/d，而后单给钙剂 11～13 周，获得了较好的治疗效果。还有固邦（阿仑膦酸钠）10mg，1 次/日，服用 2 年左右，效果较好。

4. 钙剂　补钙（元素钙）800～1000mg/d，可以由食物或钙剂补充，为必需的辅助治疗剂。有证据表明，增加钙摄入会增加峰值骨量。补钙 1000mg/d 以上可阻止绝经后妇女的骨丢失，但长期服用效果降低，所以目前人们不主张单独应用钙剂治疗骨质疏松症，而主张联合应用其他抗骨吸收和(或)刺激骨形成的药物，或配合有规律的运动，以达到预期的疗效。

5. 维生素D 活性维生素D可以帮助肠道钙吸收，动员骨钙，增加肾小管钙的重吸收，从而升高血钙，而维生素D的相对或绝对不足在骨质疏松症的发病过程中起重要作用。大部分患者存在不同程度的维生素D缺乏，严重的还可出现软骨病。成骨细胞上有活性维生素D[1，25-$(OH)_2D_3$]受体，1，25-$(OH)_2D_3$可使成骨细胞的活性增加，补充VitD 400IU/d可轻度增加血1，25-$(OH)_2D_3$的水平，降低PTH的分泌，防止股骨颈的骨丢失，无任何副作用。常用的活性维生素D为罗钙全0.25μg，1～3次/日，最好配合钙剂或辅以鲜牛奶疗效更佳。应用维生素D需定期监测血和尿钙，谨防高血、尿钙症。

6. 氟化物 氟化物用于治疗骨质疏松症的疗效尚未明确。流行病学研究显示，增加氟用量可增加骨密度，但骨脆性和骨折的危险性也增加。常用的药物为氟化钠0.5～1mg/(kg·d)。一氟磷酸谷氨酰胺和钙剂的混合制剂如特乐定(每片含5mg氟和150mg钙)，1片/日，进餐时口服。

7. 甲状旁腺激素 甲状旁腺激素是一个含有84个氨基酸的多肽，其作用为通过刺激破骨细胞活性增加骨吸收，以维持适当的血钙浓度。PTH可刺激骨形成，增加皮质量，与雌激素合用可增加骨小梁骨量，而单独应用或合用维生素D又会加速骨丢失，这说明甲状旁腺激素的用法和剂量不同，对骨吸收和骨形成的作用不同。近来甲状旁腺激素被美国FDA视为调查药物，目前尚未被普遍推广使用。在甲状旁腺激素推广应用之前，有必要摸索一个适当的治疗剂量和确定其对患者骨折发生率的影响。

8. 其他药物 也有报道用噻嗪类利尿剂治疗由糖皮质激素引起的骨质疏松症，但该药对绝经后骨质疏松症无效。异丙氧黄酮和某些强肾壮骨的中药也有一定疗效，如淫羊藿、杜仲、骨碎补等，可试用。

治疗期间定期复查血尿生化指标(每3个月)、骨密度(每6～12个月)，观察疗效并及时调整治疗方案。总之，骨质疏松症是一种常见病，确切的发病机制未明，应根据病情强调个体化治疗。目前主张不同药物间的联合治疗。

(邱明才)